JN098195

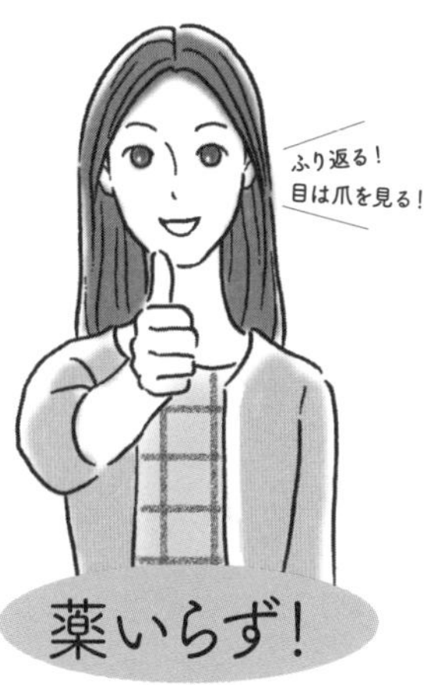

薬いらず！

1回7分で めまい・ふらつきを治す方法

監修
横浜市立みなと赤十字病院　めまい・平衡神経科部長
新井基洋

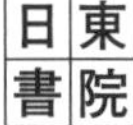

はじめに

みなさん、こんにちは。横浜市立みなと赤十字病院　めまい・平衡神経科の新井基洋と申します。本書を手に取っていただき、まことにありがとうございます。

本書は、めまいと、めまいに付随するいろいろな症状が遷延する慢性めまい患者さんに、平衡訓練（めまい改善訓練）があることをお知らせし、実践していただく本です。

めまいの主な原因である片側の内耳障害の回復には、小脳という〝バランスの親分〟が重要な役割を果たします。内耳のバランス左右差を改善させる代償機転というものがこの小脳にあるのです。でも、それは寝ていても発動しません。平衡訓練で促進されるのです。

平衡訓練は、小脳の優秀な3つの子分である視覚（目）、内耳（耳）、足の裏からの情報（体性感覚）の3つを有効に刺激する必要があります。平衡訓練の基本的な考え方は、ⓐめまい症状を起こしやすい動作を繰り返すことで軽減する訓練、ⓑ内耳を刺激する適応訓練、ⓒ視覚と体性感覚を用いた代用訓練です。

そして、めまい疾患にはいくつかの種類があり、次のような分け方があります。

A　めまい発症にストレス関与が高くない＝①左右差が残る状態のめまい〈42ページ〉

②加齢性めまいと高齢者平衡障害〈46ページ〉③良性発作性頭位めまい症〈36ページ〉、B めまいの発症にストレス関与が高い＝④メニエール病〈38ページ〉⑤前庭性片頭痛〈40ページ〉⑥持続性知覚性姿勢誘発めまい〈44ページ〉です。

Bは訓練に加えて、心も元気に、ストレスを減らす工夫も当然必要です。つまり、めまいが遷延すると不安やうつ状態を併存し、本来の治したいという考えから後ろ向きな考え（認知）になります。その場合には、訓練と並行して前向きに治す考えの認知療法という治療を加えることも解説しています〈58〜59・66・130ページ〉。

これら各めまい疾患の特性を踏まえ、私は平衡訓練での基本的な考え方ⓐ〜ⓒの数ある内容から、患者さんに最適な訓練を選択して治療します。もちろん、高齢めまい患者の皆さんには、加齢で生じた全身の問題点を明確化し、加齢のために落ちた飛行機能と残存している平衡機能を考えて訓練を選択することも考慮していますからご安心ください。

これからもめまい患者さんを元気づけ、訓練が継続できるように指導していくことはもちろん、本書をめまい克服バイブルとして活用していただければうれしく思います。

横浜市立みなと赤十字病院　めまい・平衡神経科
新井　基洋

もくじ

◎本書の読み方～はじめにお読みください

本書は、私がこれまで関わっためまい関連の書籍のなかでも、最も詳細な情報を網羅した本といえます。

それだけ内容が豊富なために、どこを読んで良いか迷ったり、戸惑う方もおられるかもしれません。すべてを読み通すことはもちろんおすすめですが、一方で、ご自身が悩まされるめまいの症状や、関心の高いところだけを中心にお読みいただいても構いません。

たとえば、「良性発作性頭位めまい症（ＢＰＰＶ）」については、以下のページをご覧ください。

①20ページ　②36ページ　③54～65ページ　④１１４～１２３ページ

⑤１２６～１２９ページ　⑥１５４～１５５ページ

また、「メニエール病」については、次のページを中心にお読みになると良いでしょう。

①20ページ　②38ページ　③130ページ　④138ページ　⑤140ページ　⑥144ページ　⑦150ページ

聴力が変動するうちは、この①〜⑦に掲載の情報をまずは参考にしてください。そして聴力が固定したら、96ページからの「ふらつきリハビリ体操」を実践してください。

こうしためまいやふらつきの原因になる病気については36〜47ページで紹介していますので、ご自身の症状や状態を把握いただき、57ページのリハビリ体操の分類をご覧いただくと良いでしょう。

本書では、みなさんが感じるめまいの症状や体の状態に見合った体操を実践してもらえるよう、できるだけチャート図などを盛り込んで構成するようにしました。**20〜21、55、57の各ページを参考にして、**ご自身に適しためまいリハビリ体操・ふらつきリハビリ体操を行ってください。

（監修者・新井基洋）

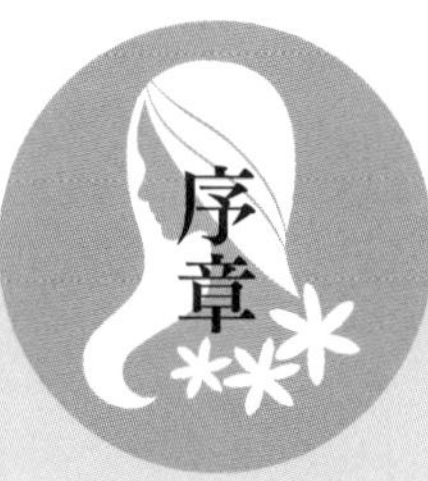

めまいはどうして起こる？

目が回る、ふわふわする、立ち上がるとクラッとする…
こんな経験をしたことのある方は、
きっと大勢いると思います。
めまいを改善するために、
まずはめまいがどうして起こるのかを知りましょう。

あなたはどんなときにめまいが起こる？

めまいは風邪や頭痛などと同じように、誰にでも起こりうる症状のひとつだといわれています。日常生活を送っている中で、さまざまな場面でめまいが生じることがあります。

では、めまいはどんなときに起きやすいのでしょうか。

- 朝、布団から起きようとしたときにめまいが起こる。
- イスから立ち上がろうとしたとき、天井が回った感じで立ち上がれない。
- 車の運転をしているときに、後ろをふり返ったらクラっとする。
- 買い物に行ってスーパーの陳列棚を見ているとクラクラしてしまう。

このように、いつ、どんなときにめまいが起こるかは人によって異なるようです。めまいが起きると、場合によっては生活に支障が出て、仕事や家事などが手に付かなくなることがあります。

◉めまいのつらさは周囲の人には分かりにくい

一般的にめまいは軽く扱われてしまうことがありますが、めまいの悩みを抱えている人は、国内に約300万人以上もいると考えられています。

外出中にめまいが起きるのではないかと心配になり、1人で買い物や散歩ができなくなった人もいます。この先、いつまでめまいに悩まされるのか、本人にとっても不安な状態が続くのです。

けれど、周囲の人に自分のつらい症状を理解してもらおうとするのは難しいこと。なかには、めまいで苦しんでいる人に「大げさだ」「本当に大変なの?」などと、心ない言葉を投げる人もいるようです。

このままずっとめまいが治らないのではないか、と思ってしまうのも無理のないことです。まずは自分のめまいの症状をよく理解し、自分自身でめまいを軽減させる方法を覚えることが大事だといえるでしょう。

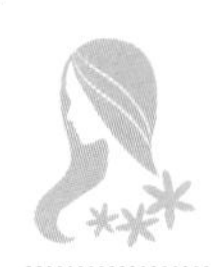

症状から分かるセルフチェックがおすすめ

体に疲れがたまっているときに、めまいを起こすことがあります。その場合は、じっとしていれば短時間でよくなることが多いようです。しかし、人によっては激しいめまいに襲われて、立つこともできずに嘔吐してしまうこともあります。また、めまいの発作が起きたとき、一度だけで終わる人もいれば、周期的に繰り返し起こる人もいます。**めまいを改善するには、自分のめまいの状態を把握することが大事**です。

そのためにも、これまでめまいを感じたことがある人、めまいが心配な人などは、次のページのチェックリストで調べてみましょう。

チェックリストの項目に1つでも当てはまる人は、**「めまい予備軍」**だといえます。めまいを予防するために**「めまいリハビリ体操」**を行います。もし、3つ以上の項目に当てはまった場合は、一度、めまいの専門医に診てもらうことをおすすめします。

あなたのめまいチェックリスト

あなたはめまいやふらつきを感じたことがありますか?
以下の質問で該当する項目にチェックを入れてみましょう。

- □ 朝起きて立ち上がると、頭がクラッとする
- □ スーパーの陳列棚を見ているとクラクラする
- □ 乗り物酔いをすることが多い
- □ しゃがんで物を拾うのが苦手だ
- □ 電車の進行方向と逆向きに座れない
- □ 洗濯機の水槽の中のうずを見るのが苦手
- □ 人混みを歩くと気分が悪くなることがある
- □ 目薬をさしたり、うがいで上を見上げるのが苦手
- □ なんとなく胸がムカムカすることがよくある
- □ 寝不足が続くと、朝起きたときに天井が動いて見える

このうち、1つでも該当する項目があるとめまい予備軍です。また3つ以上ある方は、すでにめまいの症状が現れています。本書のめまいリハビリ体操をぜひ実践してください。

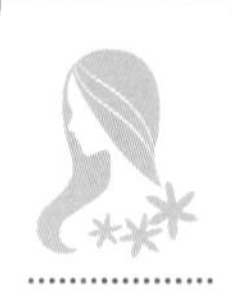

めまいが起こる理由とは?

めまいの症状を訴える人は、年齢とともに増える傾向があります。男女別でみると、どの年代でも**男性よりも女性のほうがめまいになりやすい**といえます。それは、めまいはホルモンの分泌と密接に関係しているからです。女性は生理周期によって女性ホルモンのバランスに変化がみられ、閉経後に女性ホルモンの分泌量が減ることも、めまいを引き起こす引き金のひとつではないかといわれています。

また、その人によって、めまいやふらつきの引き金となる要素は異なります。たとえば、病気や体調不良、ストレスなどによってめまいやふらつきが引き起こされることがあります。あるいは、食べすぎや飲みすぎ、運動不足などの好ましくない生活習慣が原因になっているケースもあるのです。めまいやふらつきが起きないようにするには、**日頃から体と心の健康を保つことが望ましい**のです。

めまいが起きやすいのはこんな場合

めまいやふらつきが何によって引き起こされるかは人によって異なります。心身ともに健康に過ごすことが予防になります。

めまいを起こした人の年齢別人数

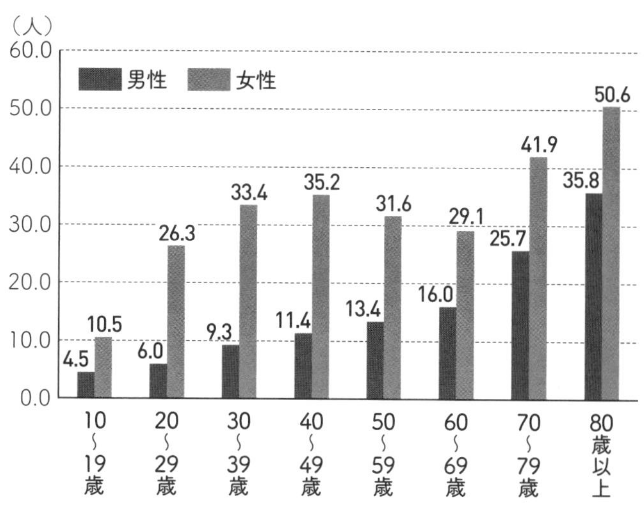

1,000 人につき何人が症状を訴えているかを表している。
出典：厚生労働省「平成 28 年国民生活基礎調査の概況」を基に作成。

めまいが起きやすいのは…

- 男性よりも女性に多い
- 歳をとるにつれて増加傾向に
- ストレスを感じていると起きやすい
- 不規則な生活をしていると起きやすい

めまいの原因となる部位を知ろう

めまいが起きたとき、「脳の病気ではないか」と心配する人もいるようです。しかし、横浜市立みなと赤十字病院の「めまい平衡神経科」をめまいで受診した患者さんのうち、9割以上の患者さんは**「耳の不調」が原因でめまいを起こしていました。**脳梗塞や脳腫瘍、脳出血などの「脳の病気」によるめまいの人は少なかったのです。

耳の役割は、まず「音を聞き取る」という機能を思い浮かべることが多いですが、実は**耳にはもうひとつ、「体のバランスをとる」という機能があります。この働きが低下することによって、めまいが起きてしまう**のです。

一方、「脳の病気」が原因のめまいは、割合としてはめまい全体の5％以下程度です。けれど、めまいと同時に「ろれつが回らない」「意識がない」というような症状が出た場合は、脳梗塞や脳出血などの可能性があるため、早急に病院への受診が必要です。

めまいの原因となる部位は「耳」が９割以上

めまいは「耳の不調」が原因で起こることが多く、
ほかの原因としては「脳の病気」などがあります。

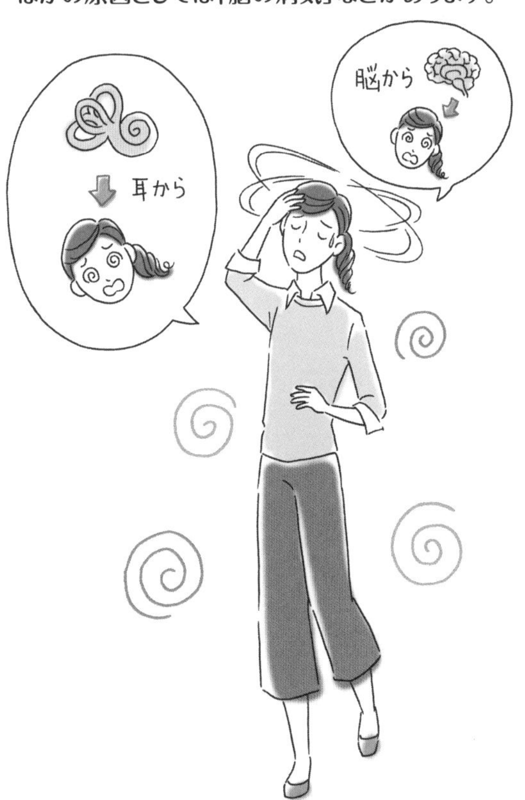

耳に不調が生じると、体のバランスをとるという耳の働きが悪くなり、めまいにつながりやすいのです。

3つの反射とめまいによって起こる症状

めまいに伴って頭痛や肩こりなどが起こることがあります。血圧が上昇したり、吐き気を感じる人もいます。「だんだん肩こりがひどくなって、めまいが起きた」「血圧が上がったせいでめまいになった」と考える人がいるようですが、そうではありません。めまいが原因で頭痛や肩こり、血圧上昇などが引き起こされるのです。

めまいの主な原因となっている「耳」は、目、自律神経、脊髄の3つの部位に神経でつながっています。そのため、めまいが起こることで、目に症状が現れる「前庭眼反射」、自律神経に症状が現れる「前庭自律反射」、体の骨格筋の左右差の症状が現れる「前庭脊髄反射」が起こります。それぞれの反射では、左ページのような症状がみられます。

これらの反射に関連した症状は、めまいを治さなければよくならないのです。めまいがよくなるにつれて、次第に反射の症状も軽減していきます。

めまいによって起こる3つの反射

めまいによって、目、自律神経、脊髄に関係する反射が影響を受けて
さまざまな不調が起こりやすくなります。

前庭自律反射

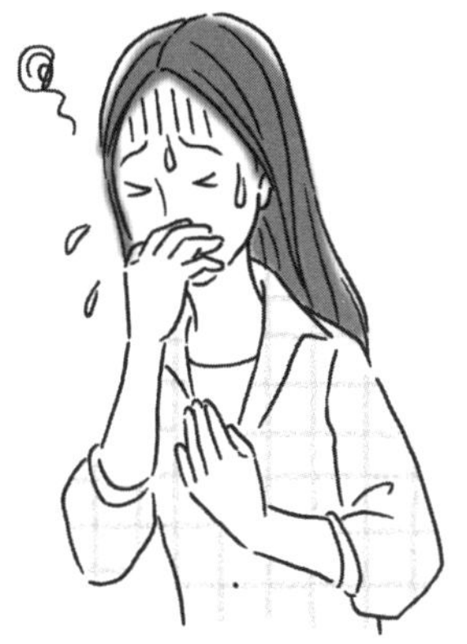

血圧が上がる、吐き気がする、冷や汗が出るなど。

前庭眼反射

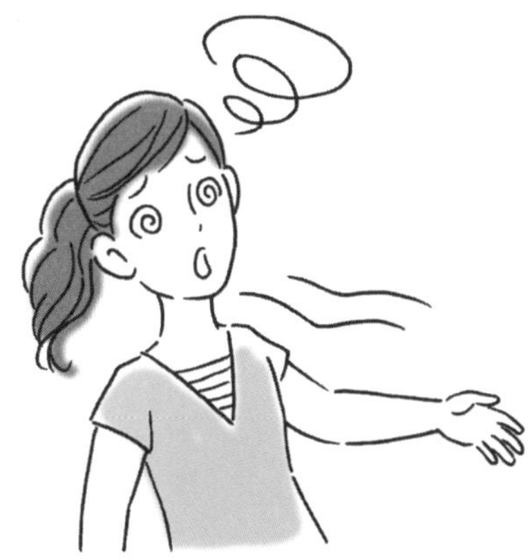

目が回る、ものがぼやけて見える、景色が流れるなど。

前庭脊髄反射

肩こりが一段とひどい、頭痛がする、体が横にとられる、まっすぐに歩けないなど。

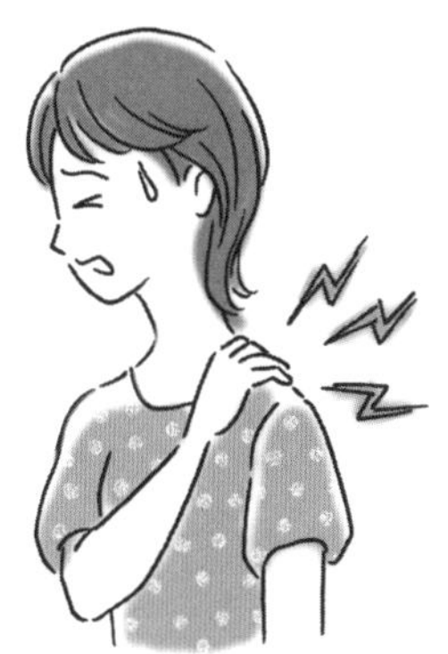

あなたのめまいはどのタイプ?

〈めまい診断のフローチャート〉

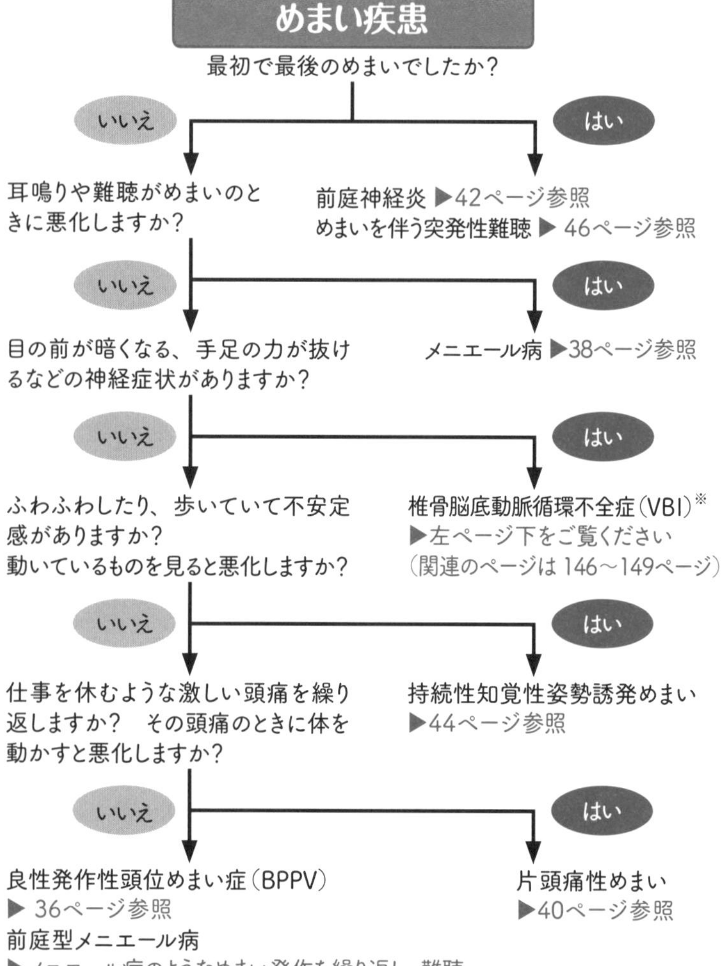

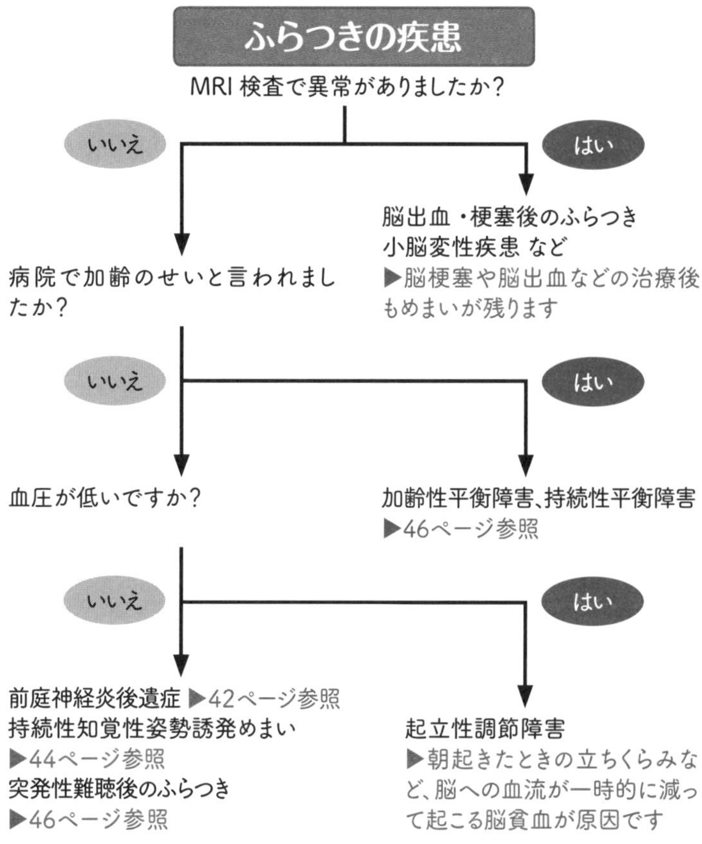

※椎骨脳底動脈循環不全症（VBI）
首の後ろから脳にある２本の椎骨動脈が脳に入ると１本の脳底動脈になります。この血流が動脈硬化で循環が悪くなり、椎骨動脈系の血流が一時的に減少し、耳への虚血が生じてめまいを起こす疾患です。高齢の男性に多くみられます。

◎このフローチャートで得られた結果は、あくまでも可能性のひとつです。このフローチャートのみで自己判断せず、必ず医師の診断も受けるようにしてください。

自分のめまい、ふらつきの症状を知ろう

めまいやふらつきは、体のどの部位に不調が起きているかによって、症状は異なります。左ページのように症状は主に4つに分けられます。

1つ目の「回転性めまい」は内耳の三半規管（さんはんきかん）の不調が原因です（28ページ参照）。数分で治ることもあれば、数時間から数日も続くことがあります。2つ目の「浮動性めまい」は内耳にある耳石器の不調が原因。回転性めまいのような激しい症状は出ませんが、症状が長引くことがあります。3つ目の「不安定めまい」は、めまいに加えてふらつきが慢性的に続いている状態です。耳や脳の不調、加齢による筋力や体全体の平衡機能の低下などが原因になっていると考えられます。4つ目の「立ちくらみ」はめまいと似ていますが、原因は耳の不調ではなく、主に脳への血流障害です。脳貧血（起立性調節障害）や時に心臓疾患、脳血管の疾患などに伴って起こります。

めまい、ふらつきの４つの症状

めまいやふらつきは人によって症状が異なります。
下記の4種類の症状に大きく分けられます。

回転性めまい

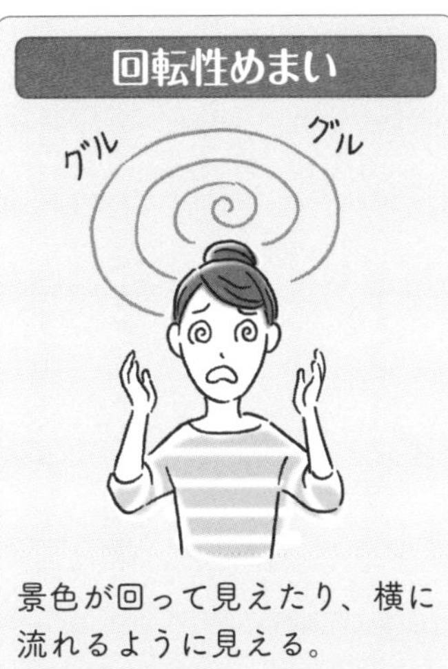

景色が回って見えたり、横に流れるように見える。

浮動性めまい

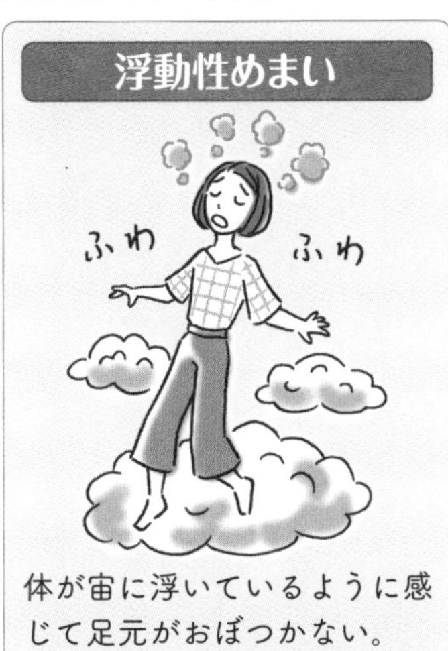

体が宙に浮いているように感じて足元がおぼつかない。

不安定めまい

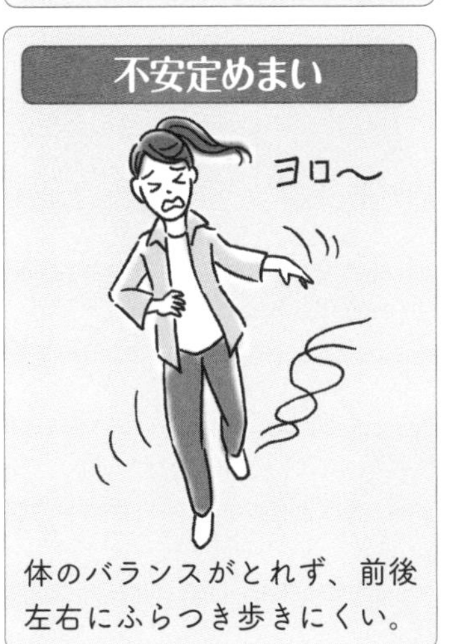

体のバランスがとれず、前後左右にふらつき歩きにくい。

立ちくらみ

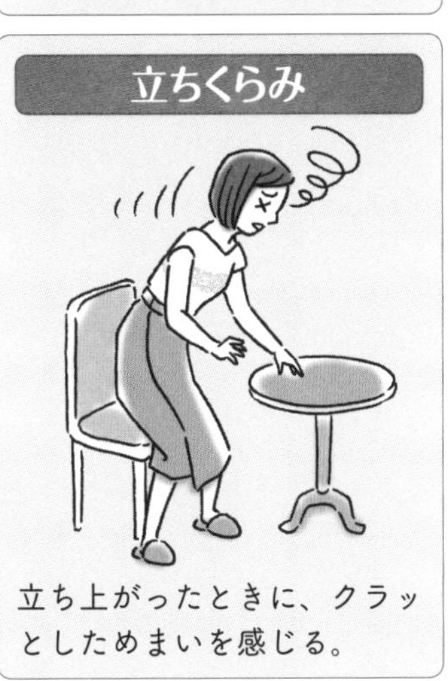

立ち上がったときに、クラッとしためまいを感じる。

Column 01

乗り物酔いは めまいと関係がある

めまいを起こす人は、乗り物にも酔いやすい傾向があります。乗り物酔いは、内耳（耳）、視覚（目）、足の裏などの部位からの情報が脳に伝達されるときに、過去の揺れ情報より激しいと起こります。

たとえば車に乗っていると、①景色を見て「自分は移動している」という情報が入ります。その一方で、②足の裏は動いていないので、「自分は移動していない」という情報も入ります。さらに、③左折や右折のときは「自分は揺れて“ふられている”」という前庭情報も入るのです。このように、3つの脳に伝わる情報が異なるので、脳は過去の揺れよりも大きく、扁桃体は不快と判断して、自律神経が乱れ、吐き気や冷や汗などの症状として現れるのです。

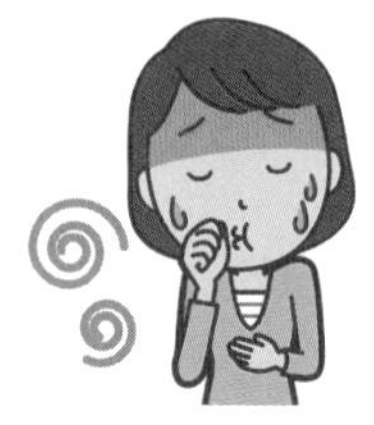

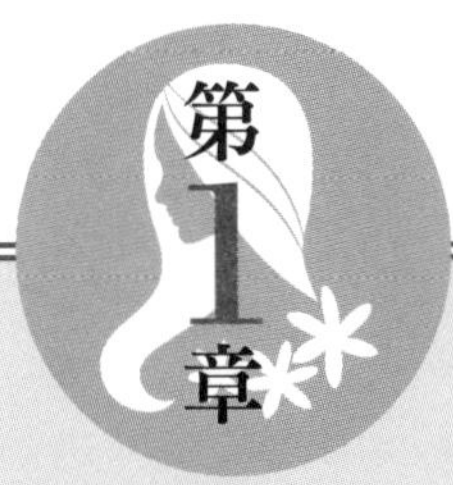

「めまいリハビリ体操」はなぜ効くのか？

自分で治す最も効果的な方法が
「めまいリハビリ体操」です。
シンプルな体操が、効果を発揮するのはなぜなのか。
その秘密と一緒に、めまいのメカニズムやめまいの
病気について紹介します。

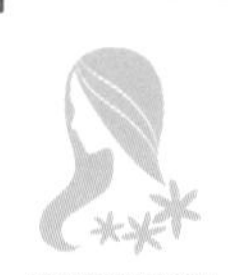

めまいが起こるメカニズム①

耳の構造とは？

めまいの9割以上は「耳の不調」が原因で起きると16ページで触れました。ここではその「耳」がどのような構造をしているか見ていきます。耳の内部は、左ページの図のように「外耳」「中耳」「内耳」の3つに分けられます。

耳の働きのひとつは「音を聞く」ということです。音が伝わる仕組みは、顔の左右に突き出ている「耳介」が音を集めて、その音は「外耳」を通って「中耳」の鼓膜に到達。鼓膜を振動させて耳小骨に伝わりながら増幅していきます。さらに、「内耳」にある渦巻き型の「蝸牛」を経て聴神経を通り脳に伝達されて、音として感知されるのです。

耳にはもうひとつ重要な機能があります。それは「体のバランスをとる」という働きです。これは「内耳」にある「三半規管」と「耳石器」が担っています。この2つの器官をまとめて「前庭器」と呼び、前庭器に不調が生じることでめまいが起こります。

耳は３つの部分に分かれている

耳の奥の部分の「内耳」には「前庭器」があり、
体のバランスを保つ働きをします。

耳の構造

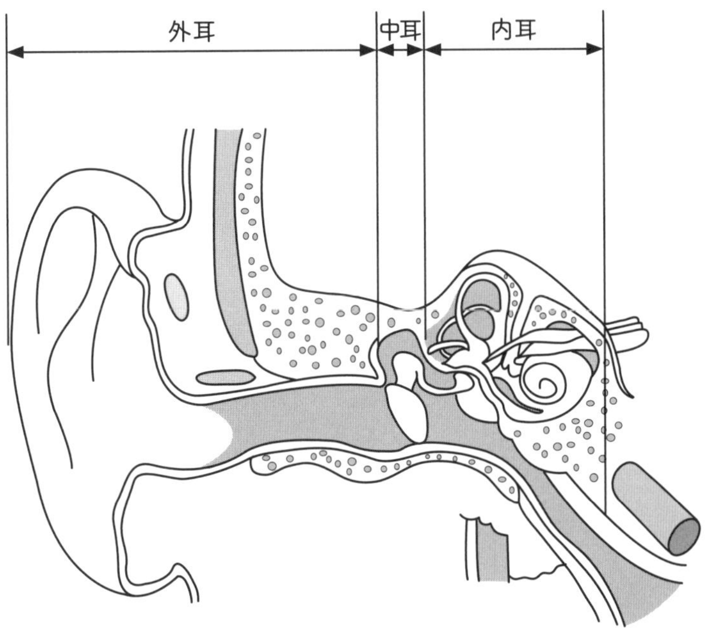

耳は外側から順に「外耳」「中耳」「内耳」の３つの部分に分かれています。内耳の三半規管と耳石器が体のバランスをとる働きをしています。

めまいが起こるメカニズム②

平衡機能の仕組みってナニ？

体の平衡を保つのは左右の内耳にある「三半規管」と「耳石器」です。三半規管はループのような3本の管。内部はリンパ液で満たされていて、体や頭が動くとリンパ液に流れが生まれます。その流れを感じ取り、体の動きや回転の情報として脳に伝えます。

耳石器は粘着性のある耳石膜の上に、耳石という炭酸カルシウムの結晶が約1万粒も付着した器官。体や頭を傾けたときに耳石がずれるように動き、体の傾き具合や直線加速度を脳に伝えます。三半規管と耳石器が正常に働くことで、体のバランスが保たれています。

しかし、左右どちらかの内耳の三半規管や耳石器に不具合が発生すると、平衡機能に左右差が出てしまいます。正しい情報を脳に伝えることができなくなり、体のバランスが崩れて眼振（目の揺れ）として現れます。これが「目が回っている」状態で、めまいが起きているという状態なのです。

平衡機能に関係する三半規管と耳石器

内耳にある三半規管と耳石器は、
体の動きを脳に伝えることで、体のバランスを司っています。

内耳の構造

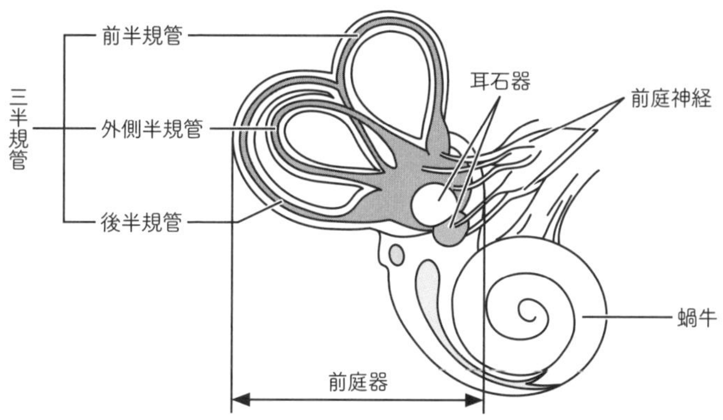

内部はリンパ液で満たされています。体や頭が動くとリンパ液も動き、流れの方向や速度によって、水平回転や前後方向への回転を認識します。

耳石器の中のつくり

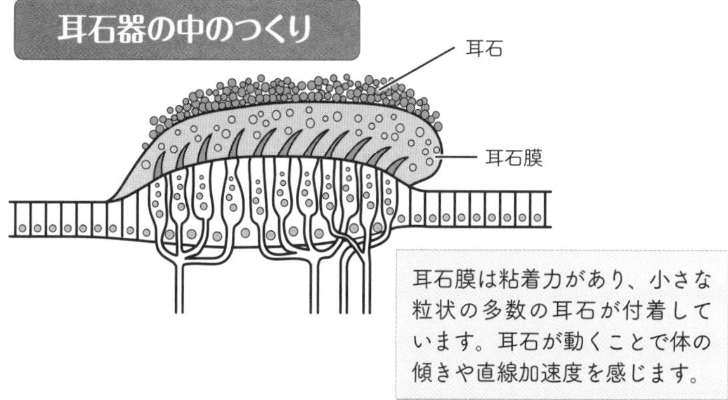

耳石膜は粘着力があり、小さな粒状の多数の耳石が付着しています。耳石が動くことで体の傾きや直線加速度を感じます。

めまいが起こるメカニズム③

三半規管のチェックをしよう

左右どちらかの内耳の前庭器に障害が起こった場合、平衡機能に左右差が出てしまいます。前庭器の中でも三半規管に左右差が出ると、めまいやふらつきの原因になりやすいといえます。**左右どちらの三半規管に不調があるかは、左ページのようなふり返りテストで確認することができます。**テストを行ってみて、もし頭を右に動かしたときに親指の爪が見えにくかったりぼやけて見えた場合は、右耳の三半規管の機能が落ちている可能性があります。反対に頭を左に動かしたときに、親指の爪が見えにくかったりぼやけて見えた場合は、左耳の三半規管の機能が落ちている可能性があるといえます。

また、めまいが起きたときに右側を下にしたほうが楽だと感じたときは、左耳の機能が落ちていることが考えられます。それとは逆に、左側を下にしたほうが楽なときは、右耳の機能が落ちている証拠です。**自分の耳の状態をきちんと把握しておくことが大事です。**

左右どちらの機能が落ちているかをチェック

「ふり返りテスト」で、自分のめまいの症状が、右と左のどちらの前庭器の不調によって起きているのかを確認しましょう。

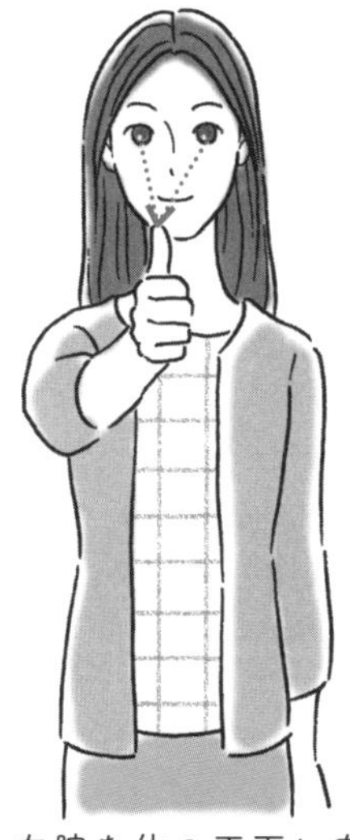

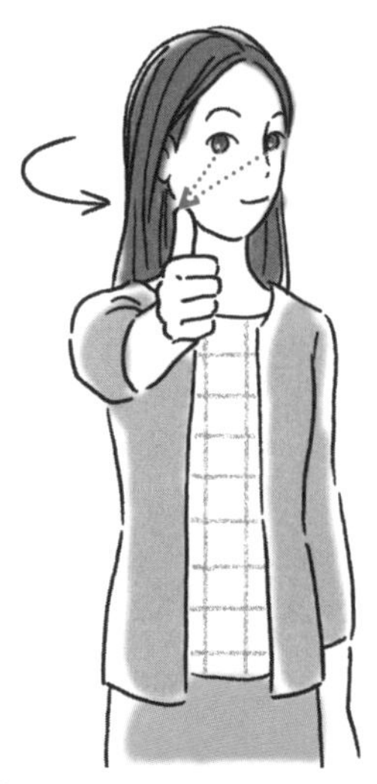

1 右腕を体の正面に向けてまっすぐに伸ばし、親指を立てます。両方の目で親指の爪を見ます。

2 腕を固定して親指の爪から視線を外さずに、顔を左に30度回します。そのままの手でに右にも30度回します。

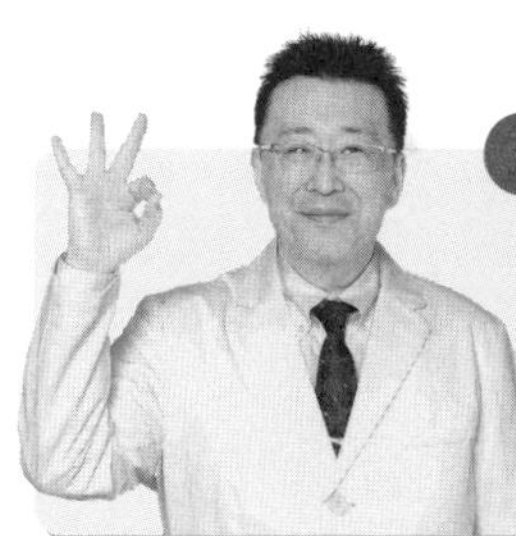

新井先生のPOINT!

爪から目が離れたほうが悪い耳ですよ（内耳機能低下）。
ハイ、爪を見ましょう！

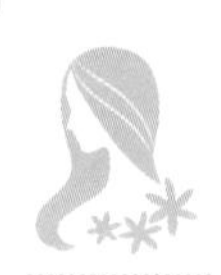

小脳とめまいの大事な関係

前ページでも触れたように、「耳」（前庭器）は平衡機能を担っていますが、ほかにも「目」からの情報（視覚）、「足の裏」からの情報（深部感覚刺激）の3つが体のバランス維持に関係しています。この3つの器官からの情報を集めて、体のバランスを維持できるようにコントロールしているのが脳にある「小脳」です。小脳は大脳の下側にあり、大きさは大脳の10分の1ほど。私たちがまっすぐに立つ、歩く、階段を上るなどの動作をスムーズに行うためには、小脳の働きが重要だといえます。

小脳に情報を送る3つの器官のうち、「耳」は中心的な働きをしているため、左右のいずれかの耳（前庭器）に不具合が生じると、バランスが崩れやすくなります。けれど小脳は、耳の機能が落ちて体のバランスがとりにくくなった左右差の状態を元に戻そうとする働きがあります。これを「中枢性代償」といいます。

小脳が3つの器官の情報を集約

小脳が体の動きに関する情報を3つの器官から集めることで、
体のバランスが保たれています。

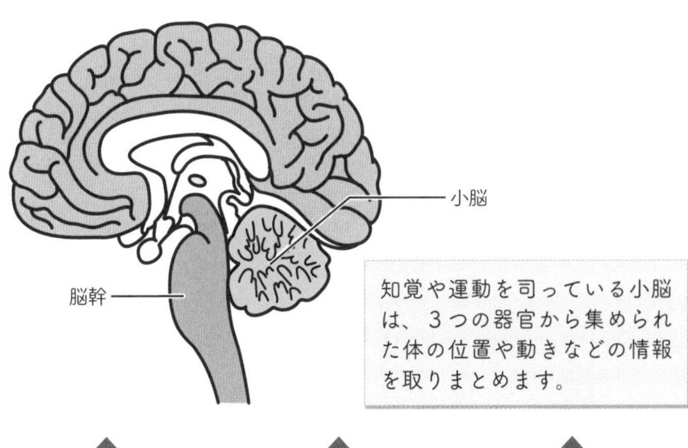

知覚や運動を司っている小脳は、3つの器官から集められた体の位置や動きなどの情報を取りまとめます。

目

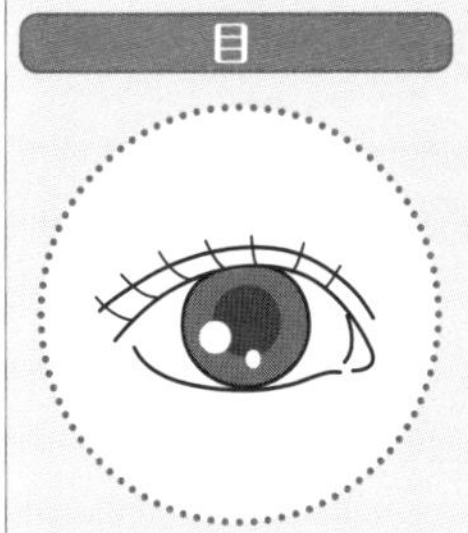

景色や動きなどの視覚情報を取り入れることで、体の位置や体が動いているのか静止しているのかを感じ取ります。

耳

内耳の三半規管と耳石器が、体がどちらの方向にどのように動いたのかを感知し、体のバランスを保ちます。

足の裏

立っているときに体の重心の変化を感知したり、足の裏の皮膚から地面の様子を感じ取ります。

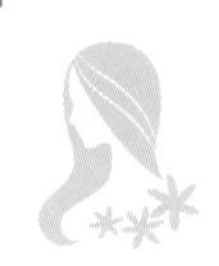

フィギュアスケートの選手がひっくり返らないワケ

自らの体をぐるぐる回転させるフィギュアスケートは、めまいの状況とよく似ているといえます。フィギュアスケートは氷の上で、スピンやジャンプなどの回転技を始めとしてさまざまな演技を披露し、いかに魅せるかを競うスポーツです。

フィギュアスケーターは着地をするときに、なぜバランスを崩さないのでしょうか。それは、**小脳が学習をしているからです**（左回転を終えて着地したときの右向きのブレーキをかける眼振が、日頃のスケートの回転練習で急ブレーキをかけてもバランスを崩しにくくなっているから）。選手たちは日頃からスピン（回転）のトレーニングを積むことによって、**小脳の「中枢性代償」**を高めています。そのため、回転したあとも眼振（目の揺れ）が起きにくく、目が回らないのです。このように小脳は訓練で鍛えることができるため、めまいが起きやすい人でもトレーニングによって平衡機能の改善が期待できます。

小脳は訓練で鍛えられる

フィギュアスケート選手がスピンの後に目が回らないのは、
生まれつきではなく練習によるものだといえます。

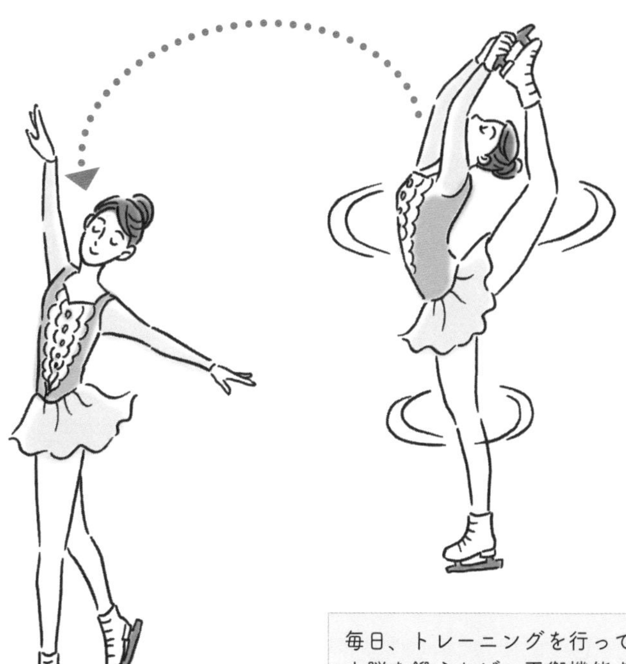

毎日、トレーニングを行って小脳を鍛えれば、平衡機能を強化することができます。

新井先生のPOINT！

フィギュアスケーターがバランスを崩さないのは、回転（スピン）の練習で日頃から鍛えられ、回転を立て直す急ブレーキのシステムを獲得しているからです。

めまいやふらつきの原因になる病気①
「良性発作性頭位めまい症（ＢＰＰＶ）」はめまいの中で一番多い

ストレス関与＝小

55ページ D参照

めまいの原因の9割以上を占めるといわれているのが耳の不調。その中で最も多いのが**「良性発作性頭位めまい症（ＢＰＰＶ）」**です。「良性」と付いているように重篤な病気ではありませんが、激しい回転性のめまいが起こります。めまいは数十秒から数分間続き、吐き気や嘔吐を伴うことが多いです。繰り返し起こりやすく耳鳴りや難聴はみられません。

このめまいは、**寝返りをしたときや寝床から起き上がるときなど、頭を動かしたとき**によく起こります。原因は内耳にある耳石器に貼りついている耳石がたくさんはがれて耳石の塊となり、三半規管に入り込むこと。骨粗しょう症の人は炭酸カルシウムでできた耳石がもろいため、はがれやすい傾向にあるようです。三半規管の中を耳石の塊が移動することで三半規管の内部のリンパ液の流れが乱れ、異常な信号として脳に伝わり、めまいが生じるのです。めまいリハビリ体操で三半規管に入った耳石を元に戻せば改善されます。

耳石が三半規管にたくさん入り込むことで起こる

耳石器からはがれ落ちた耳石が三半規管に移動することが原因。
頭を動かしたときなどに突然起こる激しいめまいです。

頭を動かさない

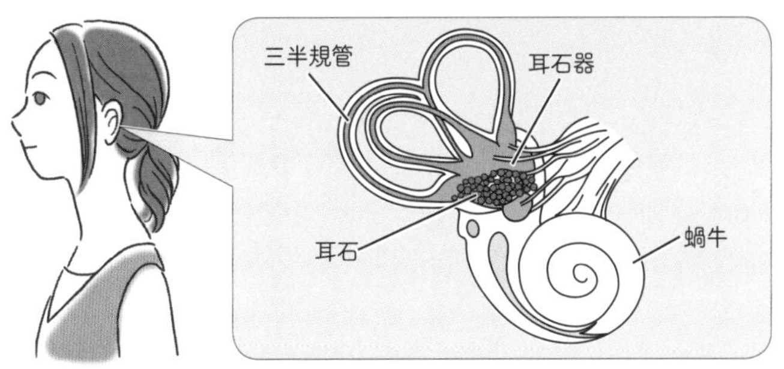

耳石は耳石器の中にあるため、めまいが起こりません。

頭を動かす

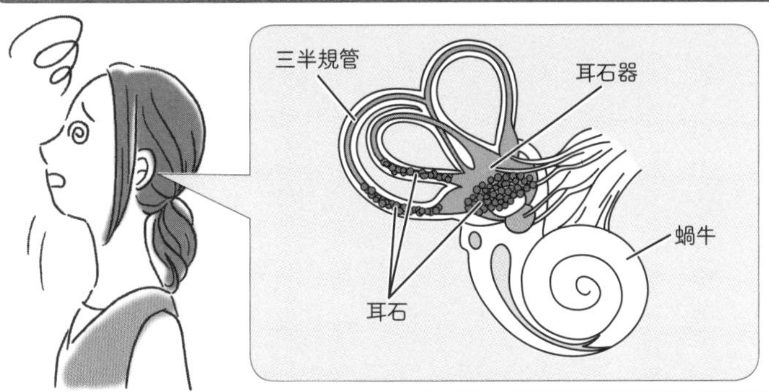

耳石が三半規管の中に入り込み、リンパ液の流れが乱れてめまいを起こします。

※ この疾患の「特別レッスン」を114ページ以降に紹介しています。

めまいやふらつきの原因になる病気②

「メニエール病」は耳鳴りや難聴を併発する

ストレス関与＝大

55ページ
C参照

ぐるぐる回るような激しい回転性のめまいが数十分から数時間続き、耳鳴りや難聴を伴うのが「メニエール病」です。めまいは翌日も繰り返される場合があります。めまいが治まった後に、耳鳴りや難聴が軽減しますが、残ってしまいます。

メニエール病は強いストレスや過労などが原因だと考えられています。内耳の内リンパ液が異常に増えて「内リンパ水腫」になることで発症。三半規管や蝸牛などに水腫が起きてめまいが生じたり、蝸牛に影響を及ぼして耳鳴りや難聴を引き起こします。

2018年から保険適応となったメニエール病の治療に「中耳加圧療法」があります。専用機器を使って内耳に圧力を送り、内リンパ水腫を改善します。また1日に男性は1・5ℓ以上、女性は1・2ℓ以上の水を飲むのも効果的。メニエール病では難聴が治らないうちにめまいリハビリ体操を行うとめまいが悪化するため、体操はすぐには行いません。

内耳が内リンパ液で水ぶくれ状態になることで起こる

内耳が内リンパ水腫になると、外リンパと内リンパを隔てる壁が破れて2つのリンパ液が混じり、カリウムの濃度が内耳刺激性となり、めまいや難聴を起こします。

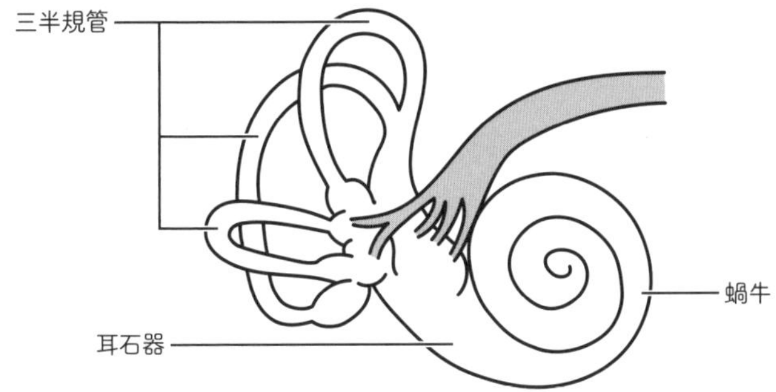

正常な内耳は適切な量の内リンパ液で満たされています。

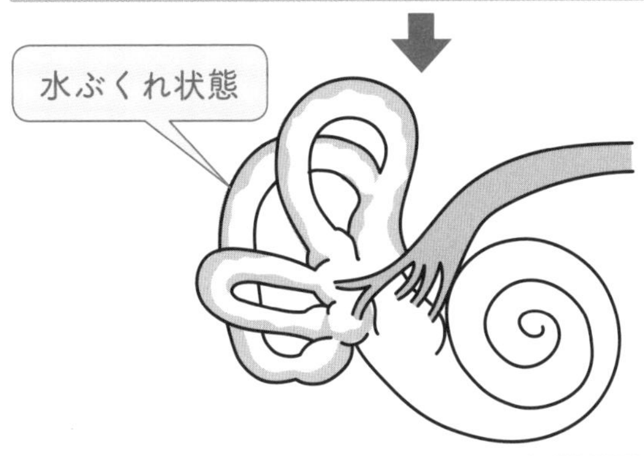

内リンパ液が過剰にたまって、三半規管や耳石器、蝸牛の感覚受容器を圧迫した状態に。内リンパ液が増え過ぎると内リンパがパンパンにふくれて内リンパ水腫になります。

めまいやふらつきの原因になる病気③

「片頭痛性めまい」は遺伝性で女性に多い

ストレス関与＝大

55ページ E参照

片頭痛が起きると頭の片方がズキズキと激しく痛みます。光の点滅を感じたり、音やにおいに敏感になりやすいようです。片頭痛は女性に多い病気で、母から娘への遺伝や女性ホルモンが関係しているといわれています。片頭痛自体は初潮を迎える10代初め頃に始まることが多いですが、30歳ぐらいになると片頭痛のときにめまいを伴うことがあります。これが「片頭痛性めまい」です。耳ではなく脳が原因で生じるめまいで、難聴はありませんが、ときに耳鳴りとなり、片頭痛のせいです。仕事が忙しいときよりも、忙しさが一段落した休日などに起こりやすく、ほかにも左ページのようなときに症状が出る人もいます。

片頭痛の予防薬を服用すると5～6割の人は頭痛とめまいの症状が軽減します。食事ではチラミンを多く含むチェダーチーズやポリフェノールを多く含む食品を控えるようにします。頭痛は治ってもめまいが残る人はめまいリハビリ体操を行いましょう。

さまざまな要因が引き金となって起きる

片頭痛や片頭痛性めまいが起きやすい状況や前兆には
下のようなものがあり、薬や食事などでも避けられます。

片頭痛が起きやすいのは

- 忙しさが一段落したとき
- 寝不足、寝過ぎのとき
- 生理中、生理前後
- 空腹のとき

こんな前兆が現れることがある

- 光、音、においに敏感になる
- 生あくびが出る
- ギザギザの光が見える

片頭痛性めまいの予防法

▶ 外出するときはサングラスをかける

よく晴れた日など、外に出るときはサングラスでできるだけ日光を避けることを考えましょう。

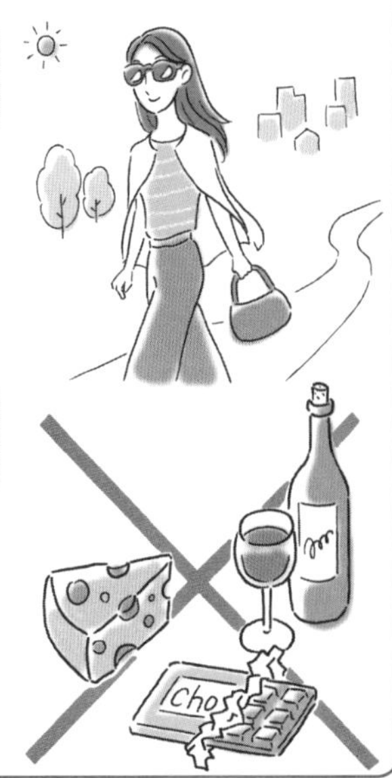

▶ チェダーチーズやポリフェノールを控える

チラミンを多く含むチェダーチーズ、ポリフェノールを多く含む赤ワインやチョコレートなどはできるだけ控えるのがおすすめ。

めまいやふらつきの原因になる病気④
「前庭神経炎」は震度8の地震のようなめまいが突然起こる

ストレス関与＝小

55ページ
A参照

「前庭神経炎」は、大地震のような強い回転性のめまいが急に生じます。目がぐるぐる回り、景色が横に早いスピードで流れていくように感じます。動けないほどのめまいで吐き気もありますが、耳鳴りや難聴はありません。**前庭神経炎は、内耳から脳に情報を伝達する前庭神経の障害で起こります。**原因ははっきり分かっていないのですが、風邪のあとに発症することがあるため、ウイルスが関連しているのではないかと考えられています。ほかに、血流障害や疲労、ストレスなどによって起こる場合もあるようです。

めまいの症状は数日から1週間ほど続き、その間は立つこともできないため入院して薬や点滴による治療を行います。治療でめまいの症状は治まっても、ふらつきはなかなか治まらず、後遺症として数カ月から数年も残ることがあります。急性期を過ぎて症状が落ち着いたら、めまいリハビリ体操で改善を目指します。

内耳の前庭神経に障害が起こる

内耳から脳に情報を伝える「前庭神経」に障害が起こることで、
強い回転性のめまいに襲われます。

前庭神経炎から起こる回転性めまい

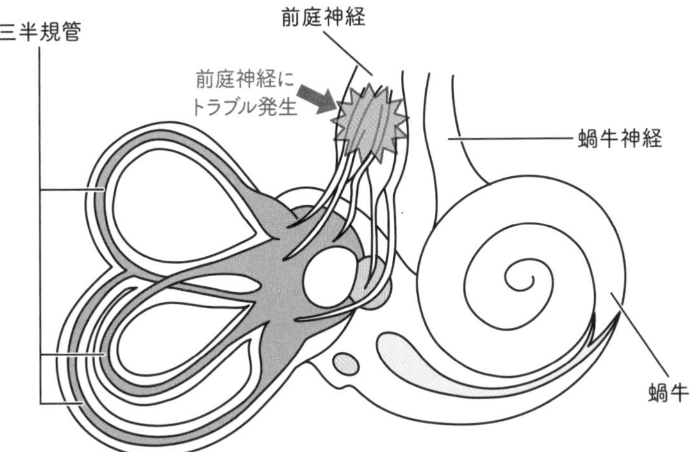

前庭神経に障害が発生して、激しい回転性めまいに襲われます。ぐるぐると目が回り、横になっても、激しい回転性めまいが治まらないこともあります。

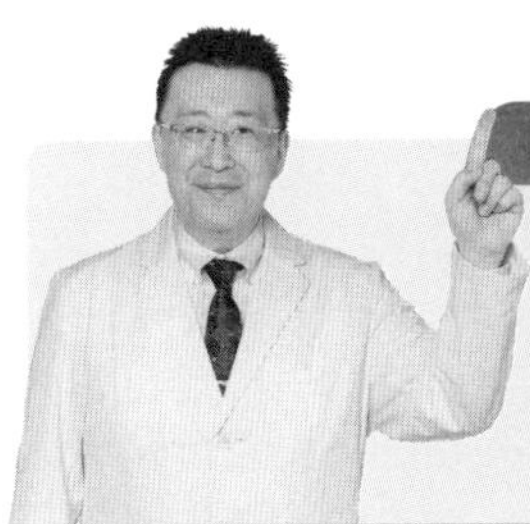

新井先生のPOINT!

前庭神経は内耳の三半規管と耳石器から脳に伸びている神経です。この前庭神経に何らかのトラブルが生じたときに、激しいめまいが起こります。

めまいやふらつきの原因になる病気⑤
「持続性知覚性姿勢誘発めまい(PPPD)」は浮遊感が長期間続く

ストレス関与＝大

55ページ F 参照

めまいや浮遊感などが3カ月以上続く場合、以前は原因不明のめまい症だといわれることがありました。最近は左のような症状のめまいは「持続性知覚性姿勢誘発めまい（PPPD）」と呼ばれています。発症しやすいのは30～50代の人で、医師が診察で確認できるめまいの程度よりも、患者さん本人の訴えやつらさが大きいのが特徴です。日常生活や家事ができずに、寝たきりになる場合もあります。治療は「めまいリハビリ体操」「抗うつ剤の服用」「認知行動療法」の3つを柱に、最低でも1年間は続ける必要があります。

この3つの治療の中で**重要なのは認知行動療法とリハビリ体操**です。患者さんは「治らない、つらい」と、常に後ろ向きに考えて不安になりがちです。認知行動療法では、治療の妨げとなる後ろ向きの考えを改善できるように、病気について患者さんに丁寧に説明します。そのうえで、「治したい」という前向きな気持ちになれるように導きます。

持続性知覚性姿勢誘発めまい(PPPD)の主な症状

下のような症状が3カ月以上継続しているときには、
新しいめまいの病気であるPPPDが疑われます。

浮遊感、不安定感

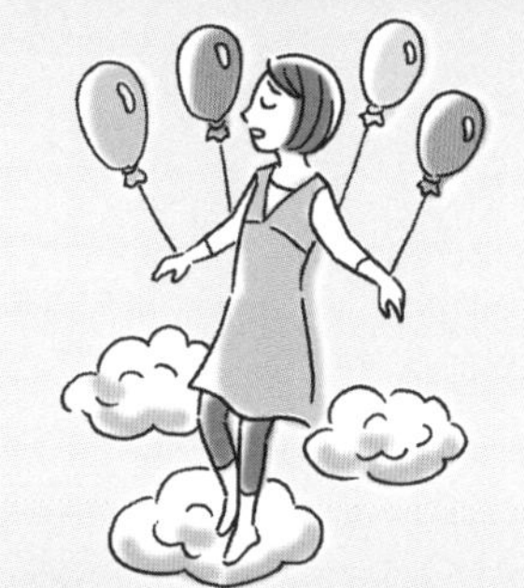

➡回転性のめまいよりも、ふわふわした感じがします。

朝よりも夕方の方がつらい

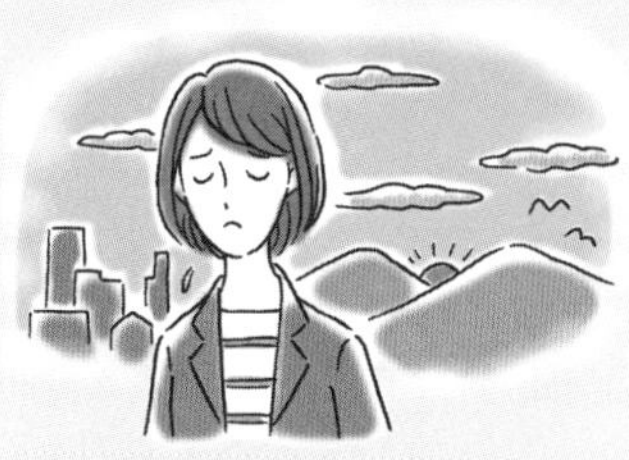

➡1日の中で、時間が進むほど重症化します。

立ったり歩いたりすると悪化

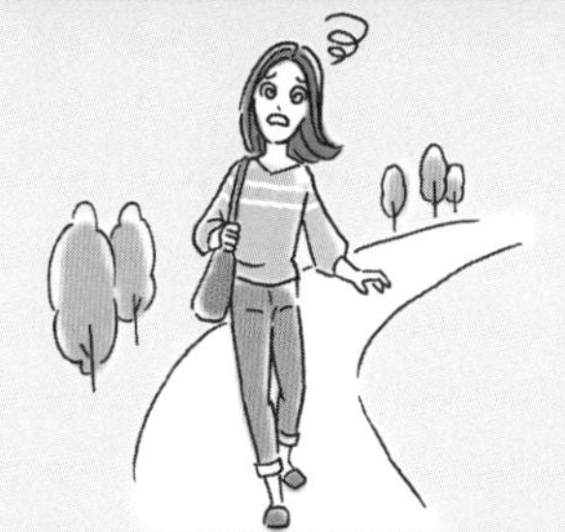

➡座っているときよりも立ち歩いたときに症状が出やすいです。

動いているものを見ると悪化

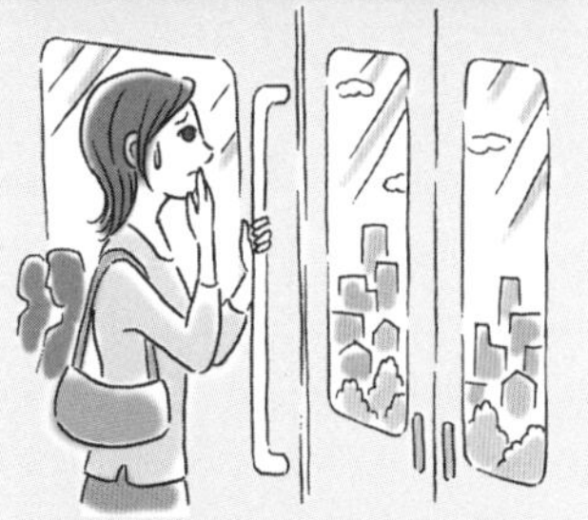

➡車窓の景色や映画などを見ると症状が悪化します。

めまいやふらつきの原因になる病気⑥

その他の病気（めまいを伴う突発性難聴・加齢性めまい・高齢者の平衡障害・慢性中耳炎・心因性など）

ストレス関与＝小〜中

55ページB参照

めまいはほかにも病気に伴って起こることがあります。突然、片方の耳が聞こえなくなり、回転性のめまいを併発するのが「めまいを伴う突発性難聴」です。初期症状はメニエール病と似ています。ただし、めまいの発作は1回だけです。原因はウイルスや内耳の血流障害だといわれていますが、詳しいことは明らかになっていません。治療が遅れると聴力が戻らないことがあるので、2週間以内に耳鼻咽喉科を受診します。

「加齢性平衡障害」は、加齢によって左右内耳機能が軽度低下し、加えて目、足の裏からの刺激を感知する能力が衰えたり、筋力の低下や小脳の加齢変化などが原因で起こるふらつきです。また、中耳炎を繰り返していると、やがて鼓膜に空いた穴が閉じなくなる「慢性中耳炎」になり、めまいが起こりやすくなります。非常に稀なケースですが、体のどこかに不調があるわけではなく、精神的なことが原因で起こる「心因性」のめまいもあります。

原因不明で早期に受診が必要な「めまいを伴う突発性難聴」

めまいとともに突然、片方の耳が聞こえなくなる「めまいを伴う突発性難聴」は、放置すると難聴の回復が難しいこともあります。

回転性めまいが起こる
突然、片方の耳が
聞こえなくなる
発作は1回だけ

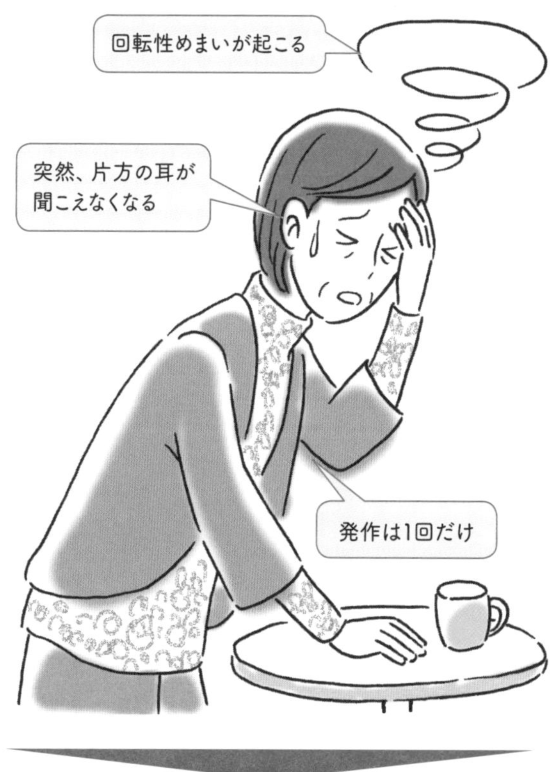

なるべく早く（2週間以内に）耳鼻咽喉科を受診

治療が遅れると治らないことも！

新井式「めまいリハビリ体操」をするとなぜめまいが軽減するのか？

体のバランスを保つために、小脳には内耳の左右差を整える・改善する「中枢性代償」の働きがあります。多少、体のバランスが崩れても立て直しができるのはこのためです。ただし、内耳に著しい不調があり、中枢性代償では補えないほどの左右差が出たときは、めまいがなかなか改善しないことがあります。人の体をプロペラ機に例えると、内耳の不調は片方のプロペラが故障して機体が傾き、迷走している状態を表します。機体を立て直すには、パイロットである小脳を鍛えて操縦技術を上げる必要があります。

そこで、新井式「めまいリハビリ体操」を行えば小脳が鍛えられます。著しい左右差を治そうとする働きが向上して、めまいの症状を軽減できるのです。小脳を鍛えるためには、小脳に情報を送っている目、耳、足の裏の3つの部位を刺激するのが効果的。めまいリハビリ体操はめまいを軽減できて、めまいを予防することにもつながります。

めまいが軽減する仕組み

私たちの体がプロペラ機だとすると、
三半規管は左右のプロペラ、小脳はパイロットだといえます。

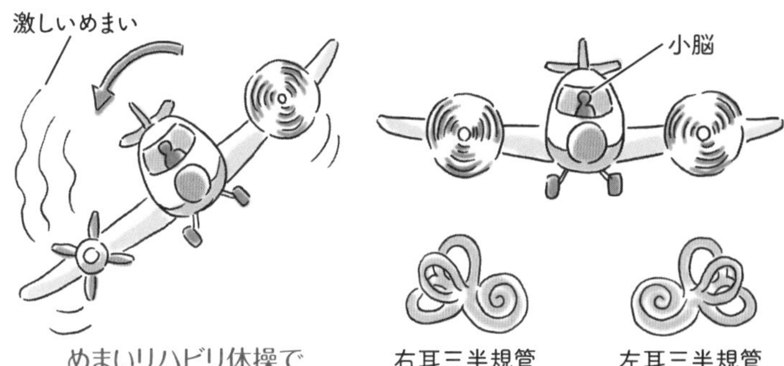

めまいリハビリ体操で
小脳を鍛えると…

右耳三半規管　左耳三半規管

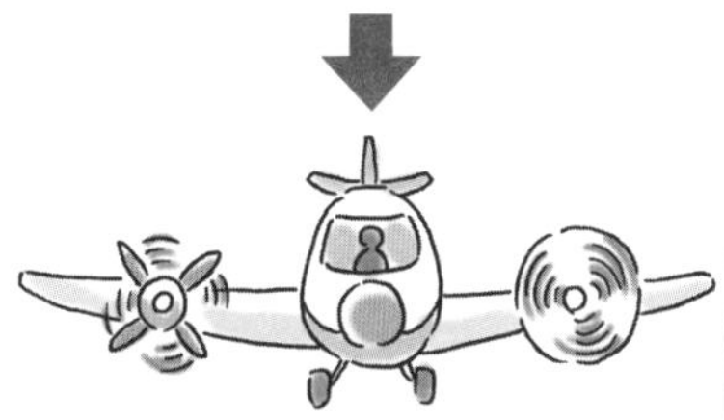

左右差を治そうとする
働きが向上

健康ならプロペラ機は安定飛行ができますが、左右どちらかの三半規管、つまりプロペラに不具合が生じると機体はバランスを崩します。これがめまいの状態です。新井式「めまいリハビリ体操」で小脳を鍛えれば、再び安定して飛べるようになります。

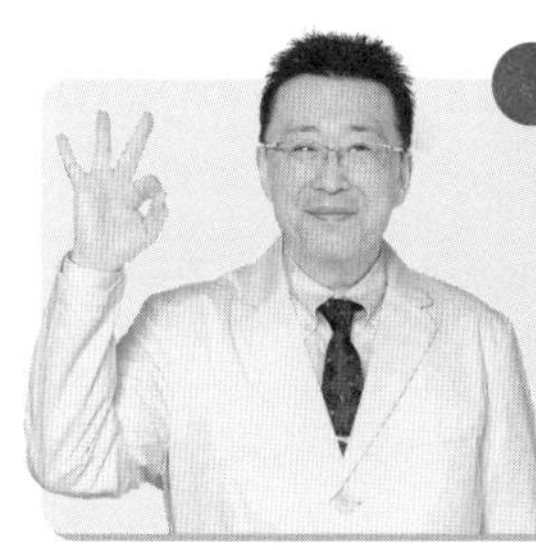

新井先生のPOINT！

新井式「めまいリハビリ体操」には小脳を鍛える効果があります。平衡機能を補おうとする働きが向上して、めまいの症状を軽減。同時にめまいを予防することにもつながります。

Column 02

めまいで受診するなら「耳鼻咽喉科」か「めまい相談医」に

めまいの改善には「めまいリハビリ体操」が有効ですが、気になる症状があるときは一度、病院を受診することをおすすめします。脳や心臓などの重大な病気が隠れていて「めまいを伴う突発性難聴」のように、受診が遅れると難聴が治らなくなってしまう場合もあるからです。

めまいで受診するときは、まず耳鼻咽喉科に行きます。ただし、耳鼻咽喉科といっても医師の専門分野はさまざまです。できればめまいが専門の「めまい相談医」「めまい外来」を受診したほうがいいでしょう。

日本めまい平衡医学会のホームページには、都道府県別の「めまい相談医」のリストが掲載されています。

日本めまい平衡医学会ホームページ
www.memai.jp

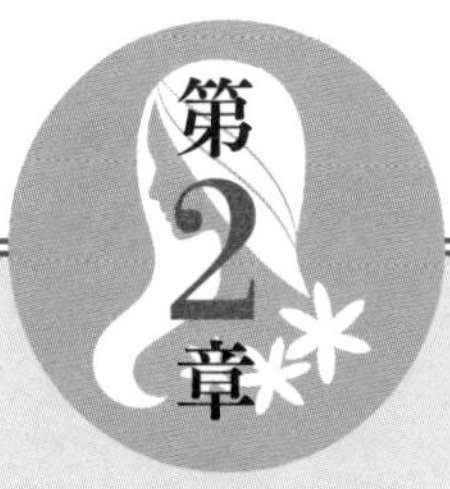

新井式「めまいリハビリ体操」を始めよう！

「めまいリハビリ体操」の実践に入る前に、
知っておくべきこと、やっておくべきことがいくつかあります。
効果を上げるためのポイントを押さえ、
まずはめまいリハビリ体操の準備から始めましょう。

「めまいリハビリ体操」の基本を知ろう

めまいの患者さんの中には、「立ち上がると体がふらふらして怖い」「気持ちが悪くて立ち上がれない」などの症状を訴える人がいます。めまいが起きることを心配して、1日のほとんどを寝て過ごす人もいるようですが、寝ていてもめまいは治りません。めまいの症状がある人は、**症状を軽減できる「めまいリハビリ体操」**をまずはしてみませんか？

ただし、体操をしたときに、最初は体を動かそうとしてもうまくいかなかったり、肩や首周辺の筋肉の痛みや頭痛を感じることがあります。でも大丈夫です！それでも体操を継続すれば一時的な肩こりも改善し、つらいめまいを乗り越えることができるのです。

なぜ、めまいリハビリ体操でめまいを克服できるかというと、第1章32ページで触れたように、脳の中で運動の指令を出している中枢が「小脳」で、小脳には「中枢性代償」という機能があるからです。このめまいリハビリ体操では、体のバランスを司る「小脳」を鍛えて平衡機能を改善します。「小脳」を鍛えておけば、めまいで体のバランスを崩しても小脳の「中枢性代償」が働いて、めまいが起きても症状を軽くします。

◉目、耳、足の裏を鍛える

平衡機能は、視覚の「目」、前庭器の「耳」、深部感覚の「足の裏」が大きく関係します。平衡機能をコントロールしている「小脳」は、体の動きに関する情報を「耳」「目」「足の裏」の3つの器官から集めて体のバランスを保っています。

平衡機能に左右差が生じるとめまいが起こるということは、第1章で触れました。めまいの患者さんはプロペラ機の片翼飛行のように、左右どちらかの翼が傾いたままでうまく体のバランスがとれていない状態です。しかし、このめまいリハビリ体操を続けることで、平衡機能が鍛えられ、左右差を改善するのです。

めまいの治療に内服薬や点滴などの薬物療法もありますが、薬物では改善しないなら、**リハビリ体操を毎日繰り返して行う**ことが、めまいを改善させる第一歩につながります。

25万人の患者が改善した新井式「めまいリハビリ体操」

めまいの治療には「薬による治療」と「それ以外の方法」があります。一般的に行われているのは薬による治療ですが、薬を飲んで寝ていても、めまいの症状はなかなか改善しません。寝ているだけでは平衡機能を使って体のバランスをとる機会が減るため、平衡機能がますます衰えてしまうからです。

新井式「めまいリハビリ体操」は薬に頼らず、目、耳、足の裏の3つの器官を刺激して、小脳の平衡機能を鍛えるトレーニング法です。1回約7分の体操を1日3回ずつ、1～3カ月ほど毎日行うことで、めまいの症状が緩和されます。これまでに約25万人の患者さんが「めまいリハビリ体操」を体験。めまいの症状が重い人は、5日間入院して1日3回、集団で「めまいリハビリ体操」に取り組む方法もあります。めまいやふらつきの原因になる病気に合った体操を毎日行うことによって、多くの人が効果を実感しています。

めまい・ふらつきの原因になる病気とリハビリ体操の関連

めまい・ふらつきの原因になる病気（36～47ページ参照）に合ったリハビリ体操は下記の通りです。あなたも無理なく始めてみましょう。

めまいリハビリ体操

（●数字は掲載ページ）

①速い横 ……… 68
②ゆっくり横……… 70
③ふり返る………… 72
④上下………… 74
⑤はてな ………… 76
⑥50歩開眼足踏み…… 78
⑦30歩（50歩）閉眼足踏み ……………… 80
⑧片足立ち ………… 82
⑨ハーフターン… 84
⑩寝返り ………… 86
⑪座位ヘッドチルトホッピング ……………… 88

ふらつきリハビリ体操

①速い横 ……… 96
②ゆっくり横……… 98
③ふり返る………… 100
④上下………… 102
⑤はてな ………… 104
⑥30歩開眼足踏み … 106
⑦片足立ち …… 108
⑧つま先立ち …… 110
⑨座位ヘッドチルトホッピング ……………… 112

BPPV特別レッスン

①寝返り……………………… 114
②座位ヘッドチルトホッピング …… 116
③立位ヘッドチルトホッピング… 117
④自分で行うエプレ法 ………… 118
⑤グフォーニ法 …………… 120
⑥逆グフォーニ法……………… 122

A	前庭神経炎	めまい	①②③⑥⑦⑨
B	加齢性平衡障害	ふらつき	②③⑥⑦⑧
C	メニエール病	めまい ふらつき	まずは心のケア→聴力変動なくなれば、ふらつきリハビリ体操の①～⑨
D	良性発作性頭位めまい症（BPPV）	めまい	③④⑤⑩とBPPV特別レッスン①～⑥
E	片頭痛性めまい	めまい	①③④⑥⑦⑨
F	持続性知覚性姿勢誘発めまい	ふらつき	③④⑤⑥⑦⑧

※A～Fは57ページのフローチャートと対応しています。

あなたがすべきリハビリタイプをチェック！

めまいに悩む人は体を動かすのがつらかったり、不安な気持ちから家に閉じこもる傾向にあります。目や耳、足の裏を刺激する機会が減り平衡機能がさらに衰えてしまうのです。「めまいリハビリ体操」は**小脳を鍛えることが目的の体操**です。体操では、目、頭、首、足の裏などを動かし、それぞれに刺激を与えて小脳に働きかけます。めまいリハビリ体操は家の中で気軽にできるため、すぐに生活の中に取り入れられます。体操することで、めまい自体を軽減できるだけでなく、めまいに対する不安な気持ちも解消に向かいます。

めまいリハビリ体操は多くの種類がありますが、全部行うのではなく、フローチャートに従って自分の症状に合った**体操を選んで実施**します。正しく選ぶには、**日頃から自分のめまいの症状を整理しておく**ことが大切。フローチャートで自分に必要な体操が分かったら、その体操を1日20分繰り返し実践することによってめまいが軽くなっていきます。

あなたはどちらのタイプですか？

ある日、突然目が回った	雲の上を歩いているようで足元がおぼつかない
めまいリハビリ体操	ふらつきリハビリ体操

めまいリハビリ体操

めまいが起こったのは一度だけですか？

はい → **A**
①速い横　②ゆっくり横
③ふり返る
⑥50歩開眼足踏み
⑦30歩（50歩）閉眼足踏み
⑨ハーフターン

いいえ ↓

めまいのとき、耳鳴りや難聴がありますか？

はい → **C**
心のケアを中心に、聴力変動なくなれば、ふらつきリハビリ体操の①～⑨を

いいえ ↓

寝たり起きたりでめまいが起こりますか？

はい → **D**
③ふり返る　④上下
⑤はてな　⑩寝返り
BPPV 特別レッスン①～⑥

いいえ → **E**
①速い横　③ふり返る
④上下　⑥50歩開眼足踏み
⑦30歩（50歩）閉眼足踏み
⑨ハーフターン

ふらつきリハビリ体操

病院で加齢のせいと言われましたか？

いいえ → **F**
③ふり返る
④上下
⑤はてな
⑥30歩開眼足踏み
⑦片足立ち
⑧つま先立ち

はい → **B**
②ゆっくり横　③ふり返る
⑥30歩開眼足踏み
⑦片足立ち　⑧つま先立ち

設問に答えていくと、やるべきリハビリが分かります。たどり着いた部分にあるリハビリを1日1回から始めましょう。

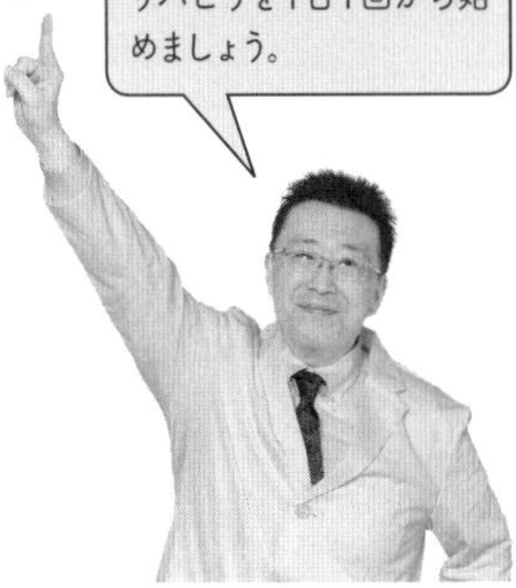

A～Fおよび、該当する体操のページ数などは55ページを参照ください。

めまいリハビリ体操の効果を上げる「5つの秘訣」①

新井医師の推奨する「めまいリハビリ体操」を行うときに、リハビリの効果を上げる秘訣が5つあります。ここでは2つの秘訣を紹介します。

1つ目の秘訣は、めまいリハビリ体操の前に「魔法のフレーズ」を唱えることです。体操に取り組むときには、「この体操でめまいを絶対に治す」という強い意志が必要。そのためには、左ページの魔法のフレーズを繰り返し唱えることで体操への意欲を高めて、小脳に働きかけることが有効になります。

2つ目の秘訣は、元気よく体操できるように「カウントを声に出す」ことです。めまいに悩んでいる人は、気分がすぐれず心が落ち込みやすくなります。大きな声を出しながらリハビリ体操を行えば元気が出て、心も前向きになります。また文字を見て視覚で覚えるだけではなく、聞いて聴覚でも覚えることにより、さらに記憶力は上がります。

コレをすれば めまいリハビリ効果がアップ！（認知療法の1つ）

めまいリハビリ体操を行うとき、
さらに効果が得られる具体的な秘訣①、②を一緒に行います。

秘訣① リハビリ体操の前に めまいを治す魔法の言葉を唱える

「自分はめまいを絶対に治す」という強い意志の表れである魔法のフレーズを声に出すことで、小脳に働きかけます。

私はめまいに負けない！
私はめまいを治したい！
私はめまいを治す！
私はふらつきに負けない！
私はふらつきを治したい！
私はふらつきを治す！

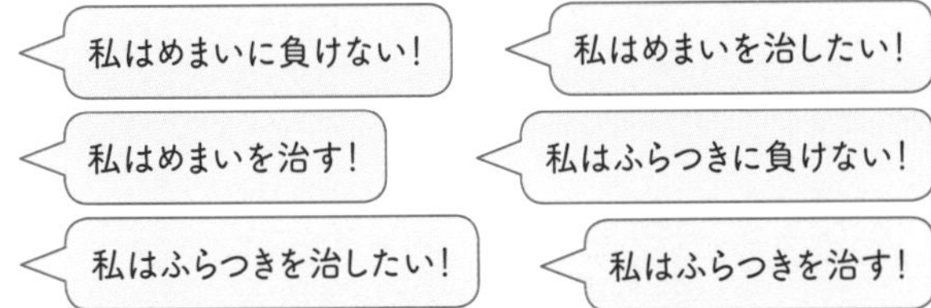

秘訣② カウントは元気よく声を出す！

体操をしながら元気よく「1(イチ)、2(ニ)、3(サン)！」とカウントすれば、心は前向きになり、気持ちも明るくなります。

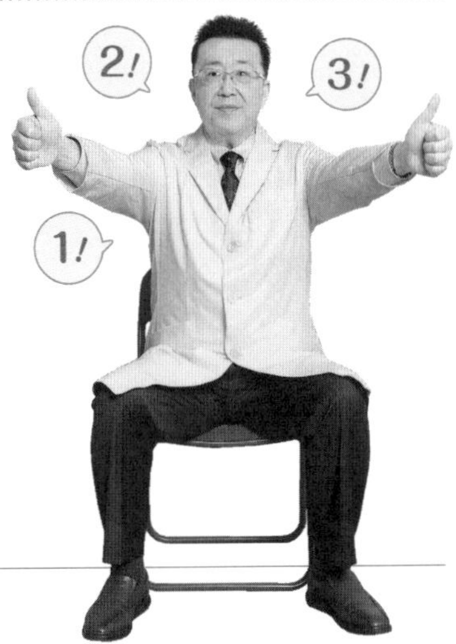

めまいリハビリ体操の効果を上げる「5つの秘訣」②

めまいリハビリの効果を上げる3つ目の秘訣は、**1日3回、朝・昼・晩に分けて、1回7分を目安に、1日に合計で20分以上**リハビリ体操を行います。最初は無理をせずに1日1回から始めて、体調を見ながら少しずつ回数を増やして3回を目指します。

4つ目の秘訣は、**リハビリ体操では手の指先から視線を離さないような目の動きが重要**になります。特に目で上下や左右の親指を見る体操は、視線がそれないように爪の部分にテープやマニュキアで目印をつけると、しっかり目で追うことができます。

5つ目の秘訣は**苦手なリハビリ体操を繰り返し行う習慣をつけること**。リハビリ体操を行っていると、苦手だと感じる体操が出てきます。それが自分の平衡機能の弱っている部分を鍛える体操だといえます。つらくても避けないでその体操を続けていけば、めまいの軽減につながります。これらの5つの秘訣をめまいリハビリ体操のときに実行しましょう。

5つの秘訣をマスターして めまいリハビリにトライ！

めまいリハビリ体操を行うときに、
さらに効果が得られる具体的な秘訣③、④、⑤を一緒に行います。

秘訣③ 1日1回からスタートして、1日3回を目指す！

めまいリハビリ体操の回数を最初は1日1回にして、慣れてきたら回数を増やしていきます。最終的には1日3回を目指すように。

秘訣④ ポイントは「目」！

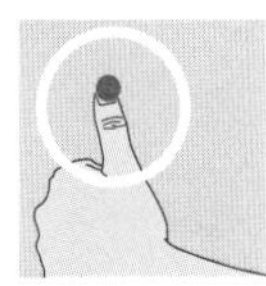

左右の親指から視線を離さないように、爪にマニュキアや赤いテープを貼って目印にすれば、指先から視線が離れません。

秘訣⑤ 苦手なリハビリこそトライしよう！

つらいと感じる体操に積極的に取り組むことで、少しずつ症状が軽くなっていくことを実感できます。

めまいリハビリ体操の準備①

構えを覚えよう！

めまいリハビリ体操には、「基本の5つのリハビリ体操」があります。

1番「速い横」
2番「ゆっくり横」
3番「ふり返る」
4番「上下」
5番「はてな」（左ページ図参照）

1番から5番までのリハビリ体操の最初の構えを覚えておきましょう。体操の名称を大きな声を出して言いながら、リハビリ体操の最初の構えのポーズをとります。たとえば、「1番、速い横」では、体操の名称「1番、速い横」と大きい声で言いながら、両腕を体の前に出します。繰り返し行えば、体が自然に構えのポーズを習得していきます。

めまいリハビリ体操の基本の構えを覚えよう！

めまいリハビリ体操には基本の5つの構えがあります。
体操をする前に①～⑤の構えを覚えておきましょう。

< 68 ページ以降をご覧ください >

基本の5つの構え

❶ 速い横

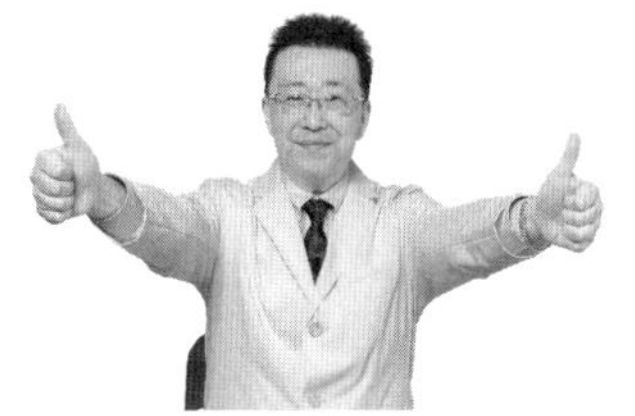

❷ ゆっくり横

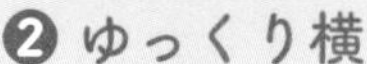

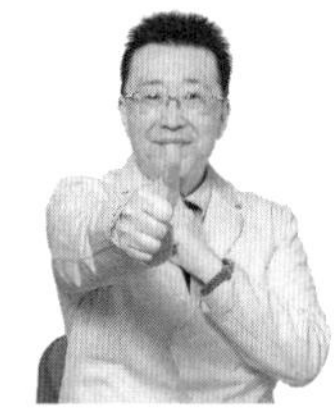

❸ ふり返る

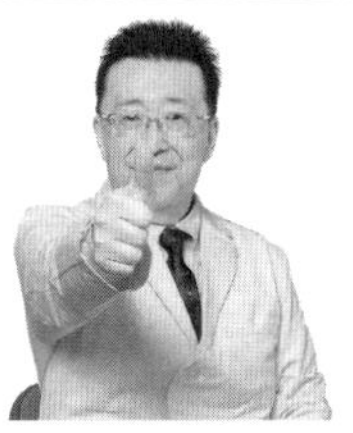

❹ 上下

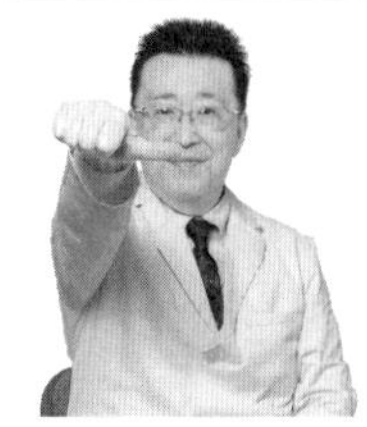

❺ はてな

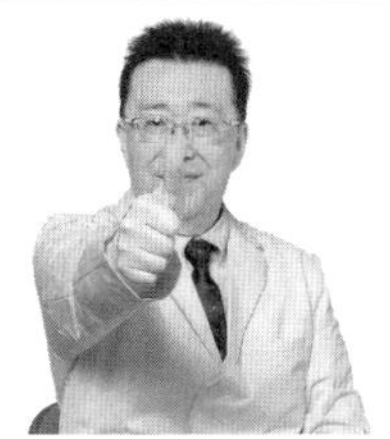

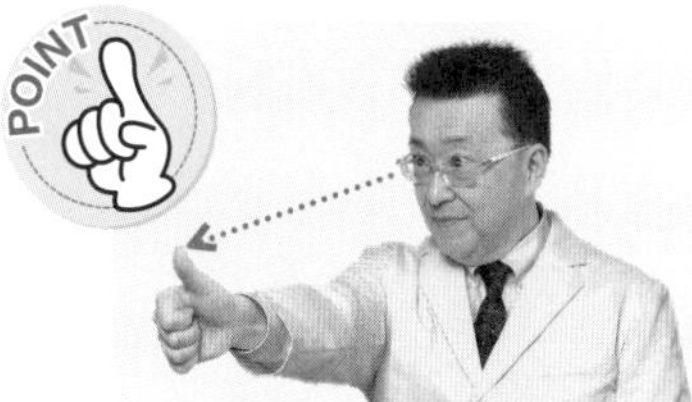

「⑤はてな」は、爪の先をしっかりと目で追うことが大切！

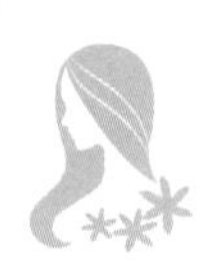

めまいリハビリ体操の準備②

まずは座って基本姿勢をマスター！

1番から5番までの「基本の5つのリハビリ体操」を行うときに大事なのが、体操を行うときの姿勢です。めまいやふらつきの症状がある人は、立ったままの状態で体操を行うことに対して不安を覚える人も少なくないようです。そこで、イスに座ったままの状態で体操を行えば体が安定します。このとき注意をしなくてはいけないのが、姿勢が悪いまま体操を行うことです。

正しい基本姿勢は、用意したイスに深く腰掛けるようにして、自分の肩幅と同じ幅に足を広げます。背もたれがついたイスを用意すれば、体が安定して動きやすくなります。

イスに座る基本姿勢が悪ければ、せっかくのリハビリ体操の効果も半減してしまいます。まず正しい姿勢をとり、基本の5つのリハビリ体操を始めてみましょう。目や頭、首を動かすことで小脳が鍛えられて、めまいやふらつきの症状が軽減していきます。

基本の姿勢をマスターしよう！

リハビリ体操を行うときの姿勢にも気をつけます。
イスの座り方にはいくつかのPOINTがあります。

1 イスには深く腰掛ける

2 肩幅を目安に足を広げて安定させる

3 背もたれのついたイスを使ってもOK！

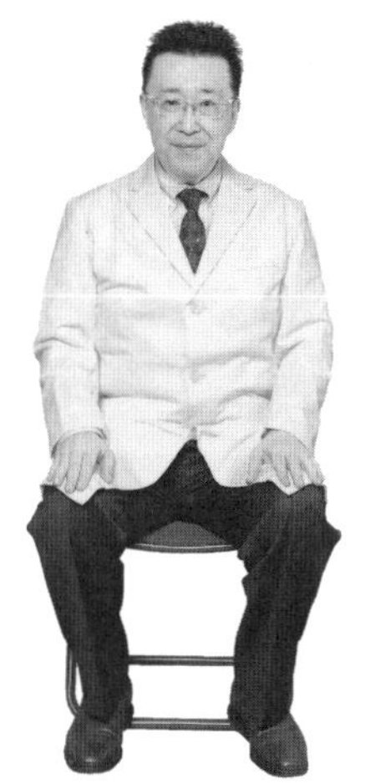

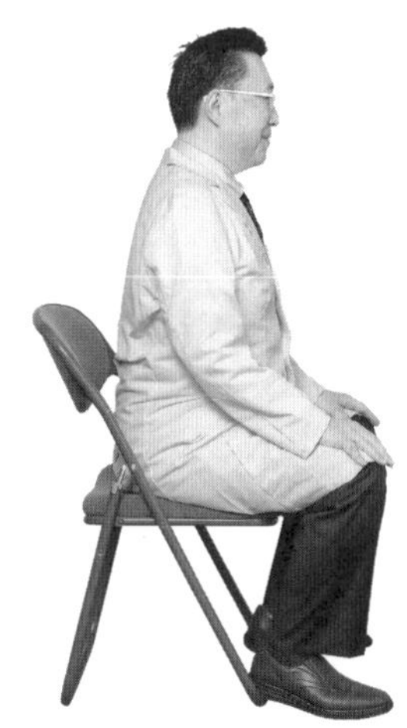

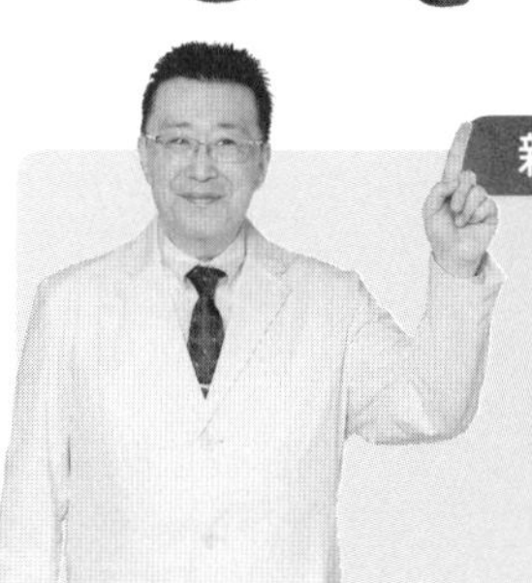

新井先生のPOINT！

背もたれがついたイスを用意すれば体の安定が保てます。腰掛けるときは浅くではなく、深く腰掛けるようにしましょう。足は自分の肩幅と同じ幅に広げるのがポイントです。

Column 03

自分で治そうとすることが大事

めまいがなかなか治らないとき、「つらい」と嘆いていれば、さらにつらくなってしまいます。58ページの秘訣①「魔法のフレーズ」でも触れましたが、「つらい」ではなく「負けない」と口に出すことで、自分に前向きな暗示をかけることができます。誰かに治してもらおうと考えるのではなく、「自分で治す」という気持ちが大事です。（認知療法の1つ）

「めまいリハビリ体操」でめまいが改善した人たちも、最初は効果があるのかどうか半信半疑だったといいます。けれど、毎日根気よく取り組むうちに、次第にめまいが軽減していったそうです。まずは2週間、体操を続けてみましょう。そうすれば効果を実感できます。

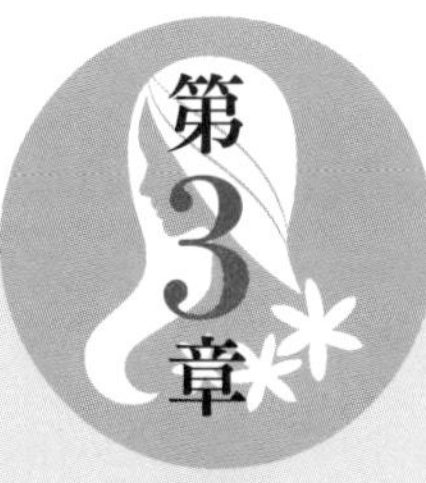

第3章 1回、たったの7分! 新井式「めまいリハビリ体操」実践編

新井基洋先生が
これまで25万人のめまい患者に指導してきた
「めまいリハビリ体操」の実践編です。
めまいの症状に合わせて1回たったの7分、
1日1回からスタートし、1日3回を目指します。
毎日コツコツ続けることで、めまいを改善しましょう。

◆めまいリハビリ体操①

速い横〈20回〉

目線を急に横に動かしたときに感じるめまいを改善します。

こんな症状に効くリハビリ！

- ▶映画の字幕やテレビのテロップなどを読むのがつらい。
- ▶横書きの書類や本を読んでいるときにめまいを感じる。
- ▶電車や車が目の前を通り過ぎるのを見るとつらい。

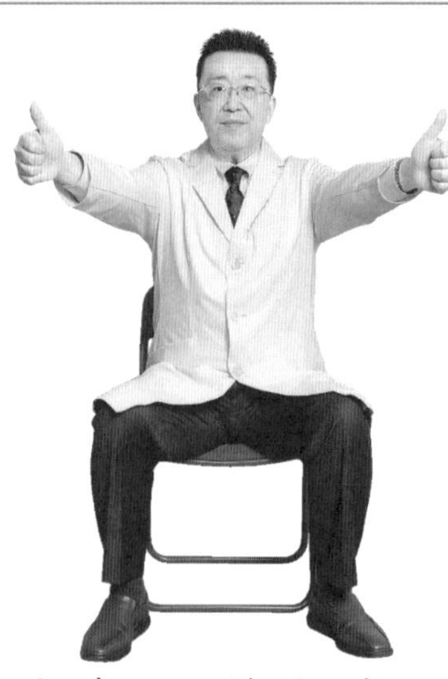

1 イスに座り、両手の親指を立てて肩の高さで前に伸ばします。腕は肩幅より広めに開きます。

横方向に速く目線を動かしたときに、めまいを感じる人のための体操です。イスに座って頭は正面を向いたまま、目線を左右に動かします。頭を動かさず、自分で声に出して数えながら行います。最初はゆっくりと行い、慣れてきたら1秒に1回の速さで目線を動かします。

2

頭は動かさずに目線だけを動かして、右手の親指の爪を見ます。

3

目線だけを動かして、左手の親指の爪を見ます。

10往復（20回）

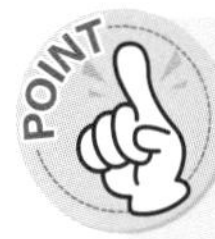

NG やってはいけないこと

- 目線と一緒に頭も動かしてしまう。
- 左右の高さが不均等になっている。

POINT

- 両腕を肩の高さまで上げて、肩幅より少し広く開きます。
- 自分で大きな声を出して20まで数えます。
- 目だけを動かし、左右の親指の爪を交互にしっかり見ることが大事。
- 最初はゆっくり行い、慣れたら1秒に1回の速さで視線を動かします。

◆めまいリハビリ体操②

ゆっくり横〈20回〉

目線をゆっくりと横に動かしたときに感じるめまいを改善します。

こんな症状に効くリハビリ！

- ▶ 電車の車窓の景色を見るのがつらい。
- ▶ 目の前を横切る自転車を見るとクラッとする。
- ▶ お店の陳列棚の商品を見ながら探すのがつらい。

1

イスに座り、右手の親指を立てて前に伸ばし、左手の人さし指であごを押さえます。

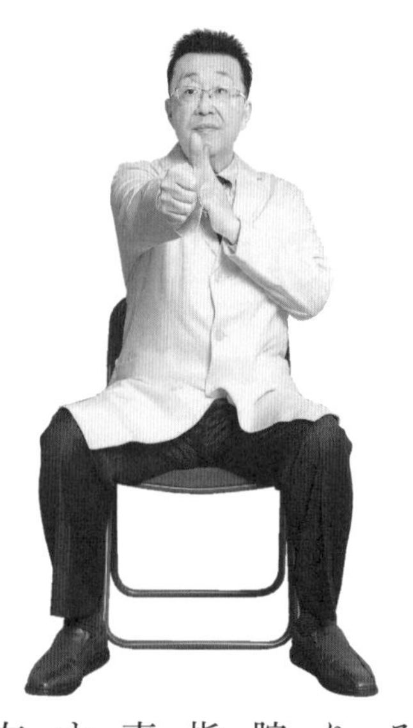

横方向にゆっくり目線を動かしたときに、めまいを感じる人のための体操。イスに座り、頭は正面を向いたまま、腕を左右に動かして目線で親指の動きを追います。自分で声に出して数えながら行います。あごが動かないように、左手でしっかり固定することが大事です。

2

右手をゆっくり右に30度ぐらい動かし、目線だけ親指の爪を追います。

3

右手をゆっくり左に30度ぐらい動かし、目線だけ親指の爪を追います。

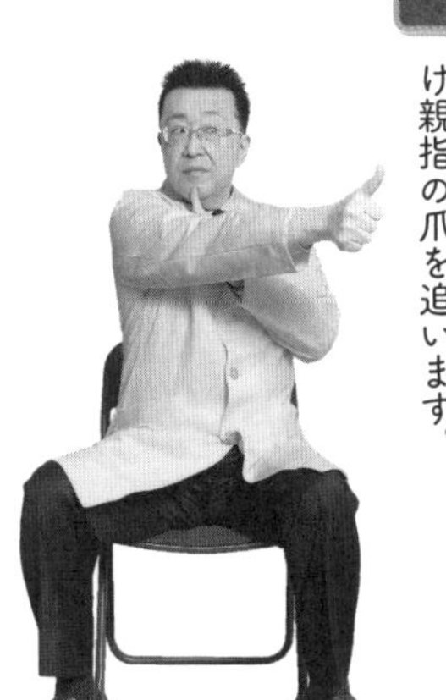

10往復(20回)

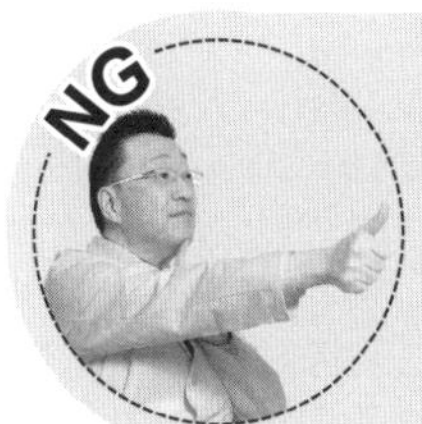

やってはいけないこと

- 目線で指を追うときに、頭も一緒に動かしてしまう。
- 左手であごをしっかり押さえていない。
- 目線を追う手を右手から左手に変える。

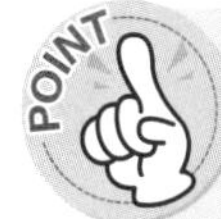

- 自分で声に出して20まで数えながら、右手をしっかり伸ばしてゆっくり行います。
- 家族も一緒に体操を行い、目の動きを見てもらうと、どちらの目線の方向が不得意かを知ることができます。

◆めまいリハビリ体操③

ふり返る

〈10回ゆっくり＋10回は速く・計20回〉

ふり返って見るときなどに感じるめまいを改善します。

こんな症状に効くリハビリ！

- ▶ 人に呼ばれて後ろを見るときにめまいがする。
- ▶ 車の車庫入れで後方確認をするのがつらい。
- ▶ ふり返る動作をするとクラッとする。

1

イスに座り、頭と体は正面に向け、右手の親指を立てて前に伸ばします。

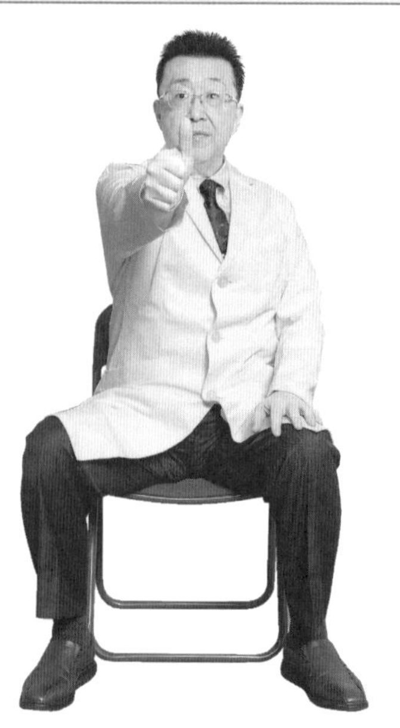

ふり返る動作でめまいを感じる人のための体操。イスに座り、伸ばした腕の親指を見ながら、頭を左と右に回します。数を声に出して、ゆっくり、次の10回は速く行います。親指から目線が外れたら、その方向の三半規管が弱っている証拠。体操がつらくても続けるようにします。

2

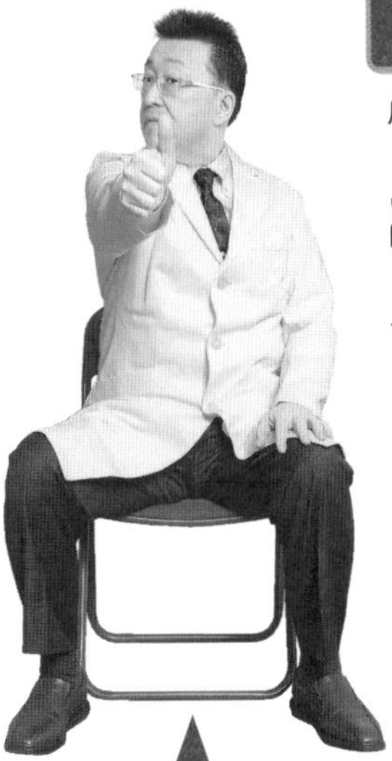

目線は親指に向けたまま、頭だけを右方向に30度ぐらい回します。

3

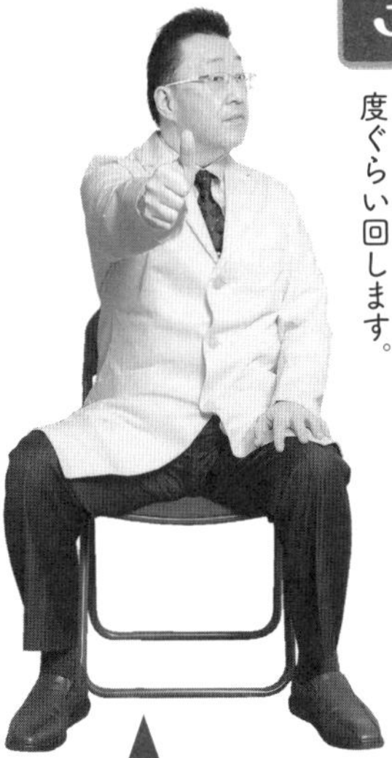

目線は親指に向けたまま、頭だけを左方向に30度ぐらい回します。

10往復（計20回）
（10回ゆっくり ＋ 10回は速く）

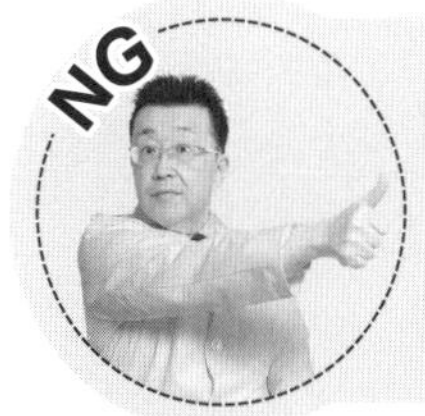

やってはいけないこと

- 目線を親指から外してしまう。
- 頭の動きと一緒に腕を動かしてしまう。

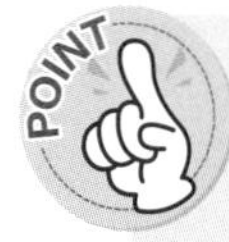

- 自分で声に出して数えながら、目線を親指に向けたまま、頭だけを左右に動かします。
- 目線が外れる方向があれば、そちら側の三半規管が弱っている証拠。体操がつらくても続けるようにします。
- 首が悪い人や高齢の人は体操をゆっくり行います。

◆めまいリハビリ体操④

上下

〈10回ゆっくり＋10回は速く・計20回〉

上や下を向いたときなどに感じるめまいを改善します。

こんな症状に効くリハビリ！

- ▶ うがいをしたり目薬をさすときなどにめまいがする。
- ▶ 洗顔や靴ひもを結ぶときなどにめまいを感じる。
- ▶ 洗濯物を干す、掃除機をかけるなどの家事がつらい。

1

イスに座り、右手の親指を横にして顔の前方に伸ばします。

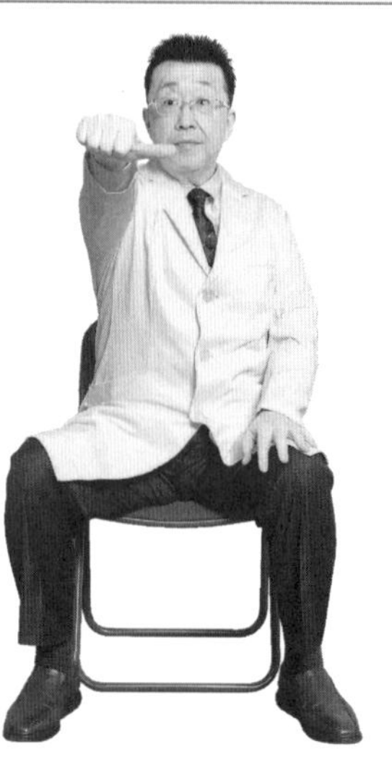

上や下を向くとめまいを感じる人のための体操です。イスに座り、伸ばした腕の親指に目線を向けたまま、あごを上下に動かします。数を声に出して、10回はゆっくり、次の10回は速く行います。首が悪い人や高齢の人は体操をゆっくり行い、回数を調整しながら行いましょう。

2

目線は親指に向けたまま、あごを上方向に30度ぐらい動かします。

上

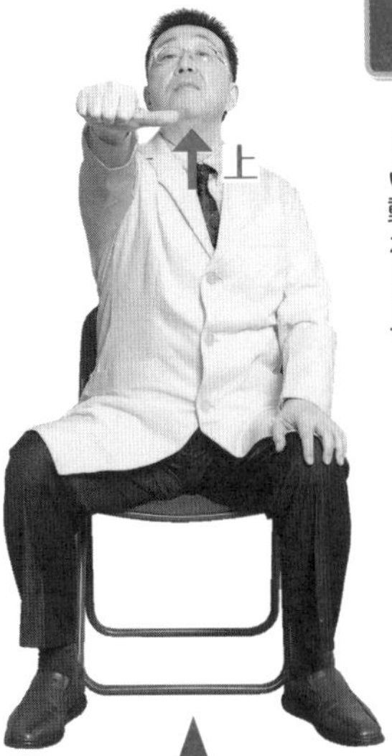

3

目線は親指に向けたまま、あごを下方向に30度ぐらい動かします。

下

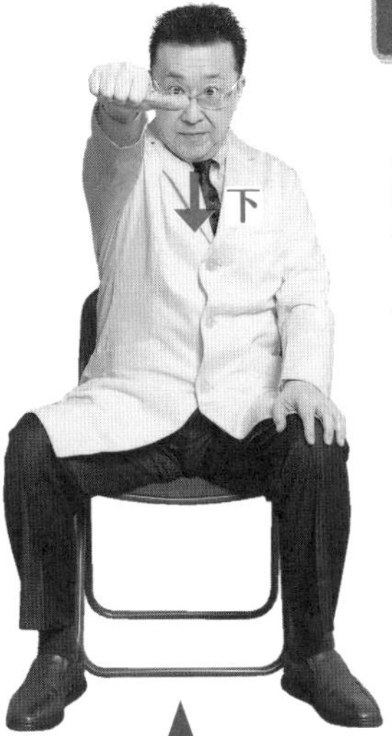

10往復(計20回)

(10回ゆっくり ＋ 10回は速く)

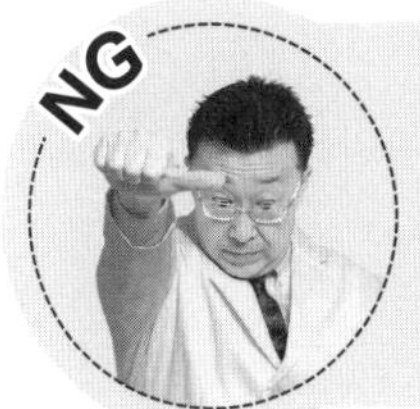

やってはいけないこと

- 目線を親指から外してしまう。
- あごの動きと一緒に腕を動かしてしまう。

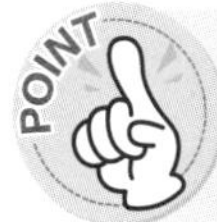

◆ 自分で声に出して数えながら、目線を親指に向けたまま、あごだけを上下に動かします。

◆ 前方に出す腕は左右どちらでもかまいません。

◆ 首が悪い人や高齢の人は体操をゆっくり行います。

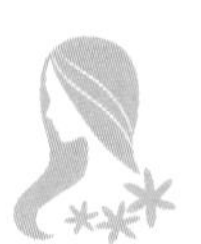

◆めまいリハビリ体操⑤

はてな

〈10回ゆっくり＋10回は速く・計20回〉

頭を左右に傾けたときなどに感じるめまいを改善します。

こんな症状に効くリハビリ！

- ▶首を横に傾けたときにめまいを感じる。
- ▶車のフロントガラスを拭くときにめまいがする。
- ▶質問の答えが分からずに首をかしげたらクラッとした。

1

イスに座り、右手の親指を立てて体の正面に伸ばします。

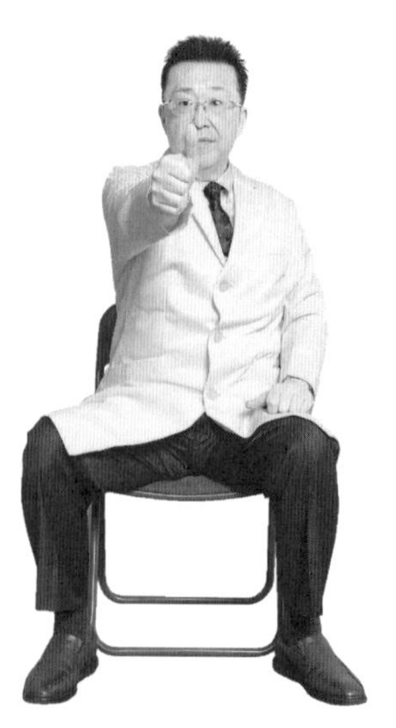

頭を横に傾けるとめまいを感じる人のための体操です。イスに座り、伸ばした腕の親指に目線を向けたまま、頭を左と右に傾けます。数を声に出して、10回はゆっくり、次の10回は速く行います。視線を親指から外さないようにすることで、耳石器の機能を鍛えられます。

2

目線は親指に向けたまま、頭を右方向に傾けます。

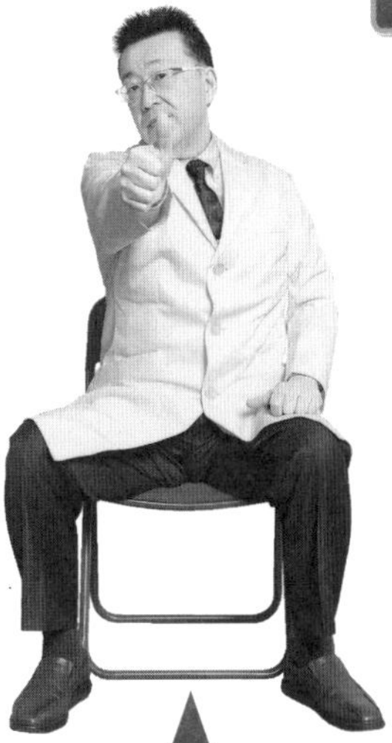

3

目線は親指に向けたまま、頭を左方向に傾けます。

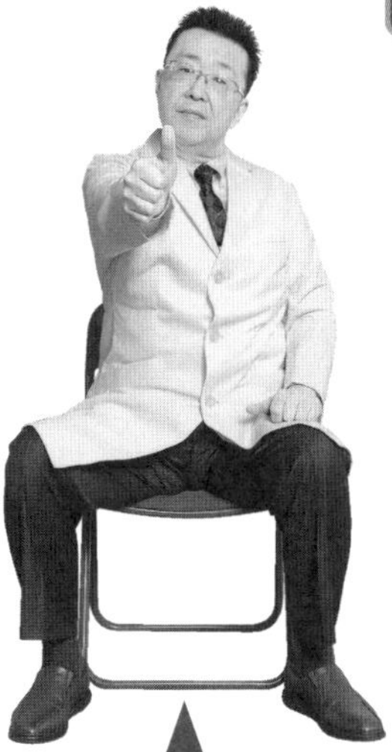

10往復（計20回）
（10回ゆっくり ＋ 10回は速く）

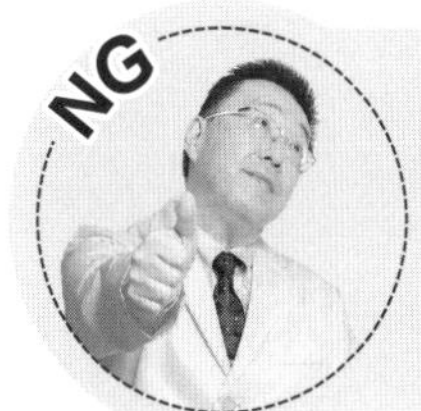

やってはいけないこと

- 目線を親指から外してしまう。
- 首の動きと一緒に腕を動かしてしまう。

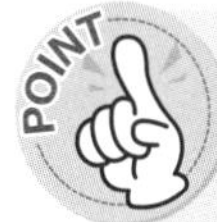

- 自分で声に出して数えながら、行います。
- 首が悪い人は速く行わないで、ゆっくり頭を傾けるようにします。
- この体操を行うことによって、内耳の耳石器の機能を鍛えられます。

◆めまいリハビリ体操⑥

50歩開眼足踏み

立ったり歩いたりするときのめまいやふらつきを改善します。

立ち歩きのときに、めまいやふらつきがある人のための体操です。

目を開けて腕を前に伸ばし足踏みをすることで足の裏を刺激し、下肢を鍛える筋トレにもつながります。

バランスに不安があるときは、正面に介助者に立ってもらうと良いでしょう。

こんな症状に効くリハビリ！

- ▶ 電車やバスに乗っているとめまいを感じる。
- ▶ 体が左右に引っ張られてまっすぐに歩けない。
- ▶ 今日の外出で、めまいを起こさないかどうか知りたい。

1

目を開けて立ち、両腕を肩の高さで前に伸ばして、その場で足踏みをします。

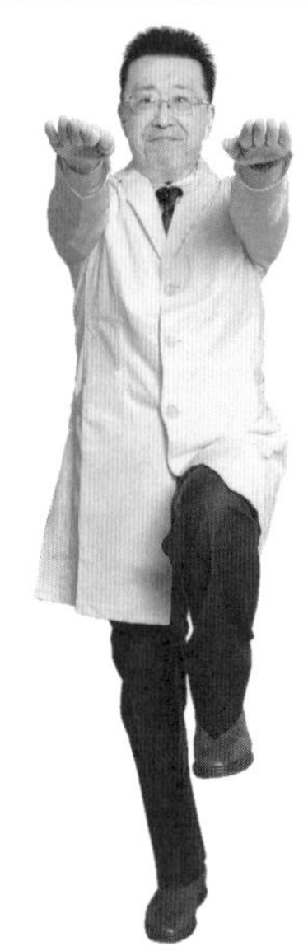

足踏みするときの姿勢や足を上げる角度は？

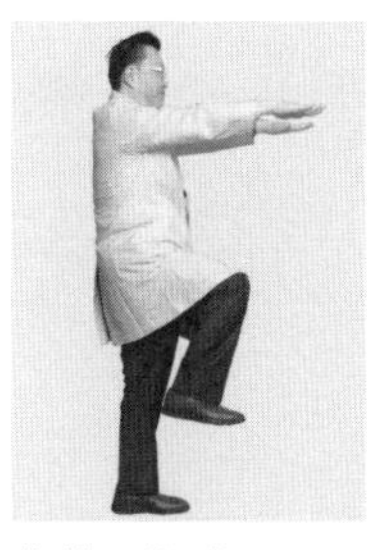
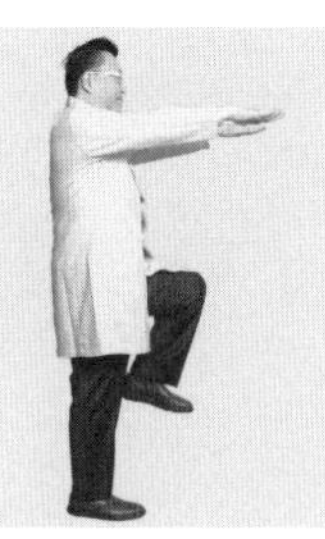

背筋を伸ばして、足の太ももをできるだけ高く上げ、膝を90度に曲げて足踏みします。バランスに不安があるときは、正面に介助者が立ち、転倒しそうになったら手で支えてもらいます。

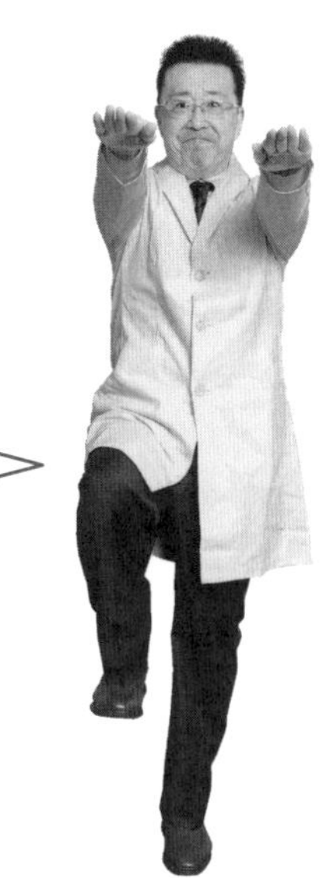

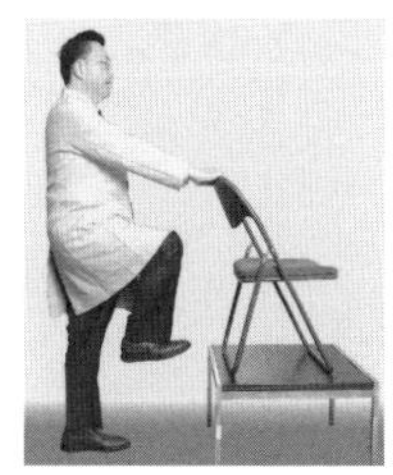

イスや机につかまっての開眼足踏み

不安のある方は、イスや机につかまっての開眼足踏みでもOKです。無理はせず慣れてきた段階で、イスや机なしでやってみましょう。

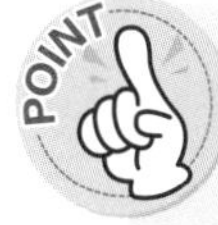

- 自分で声に出して50まで数えながら行います。
- しっかり足を上げて体操すれば、足の筋肉が鍛えられてふらつきの予防に。
- どの方向に何度ずれたかを確認することで、今日、外出しても大丈夫かどうかの見極めにも使えます。

◆めまいリハビリ体操⑦

30歩(50歩)閉眼足踏み

目を開いて行う足踏みに慣れてきたら、今度は目を閉じて行います。

こんな症状に効くリハビリ！

- ▶今日、外出してもめまいが起きないかどうか知りたい。
- ▶今日、車の運転をしても大丈夫か知りたい。
- ▶自分の今日の体調を把握したい。

1

目を閉じて立ち、両腕を肩の高さで前に伸ばし、その場で足踏みをします。

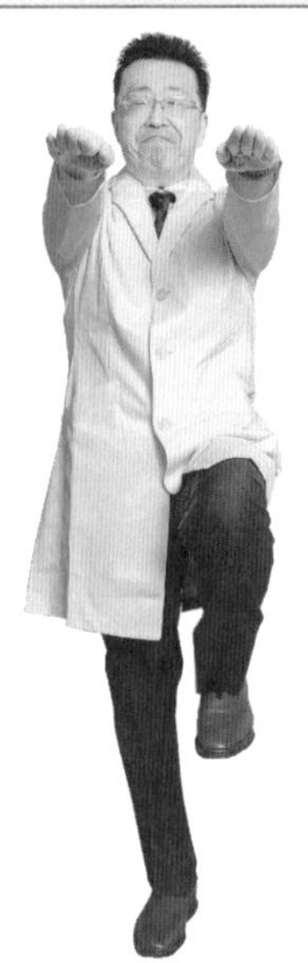

立ち歩きのときにめまいやふらつきがある人で、78ページの「50歩開眼足踏み」に慣れてきた人が行います。体操の歩数が「50歩」から「30歩」になった点が違いますが、やり方は同じ。足踏み終了後に、最初の位置から移動した角度で、その日にめまいが起きそうかどうかを判断します。

2

○

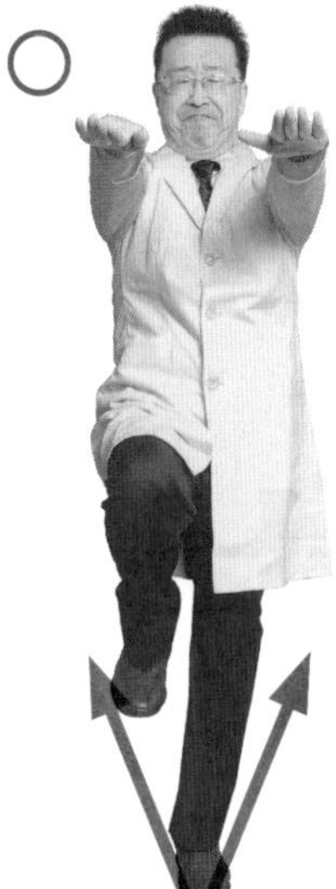

30歩（または50歩）足踏みをしたら目を開けて、自分の位置を確認。足踏みした場所からの移動範囲が左右45度以内なら、外出しても大丈夫と判断します。階段には気をつけます。

3

×

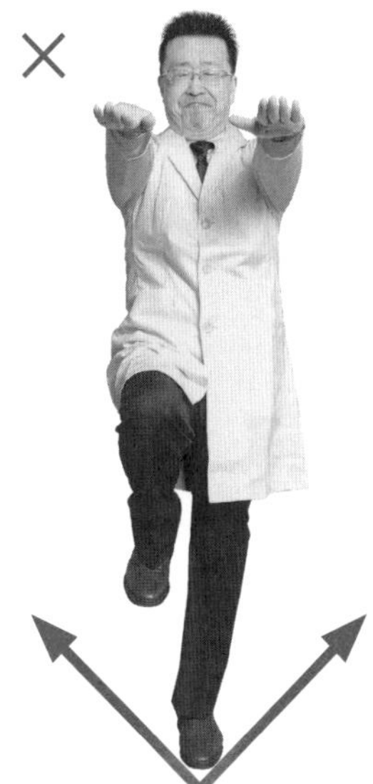

足踏みした場所からの移動が左右45～90度なら、近所への外出は大丈夫と判断します。ただし階段は要注意です。移動範囲が左右90度以上の場合は、今日の外出を中止します。

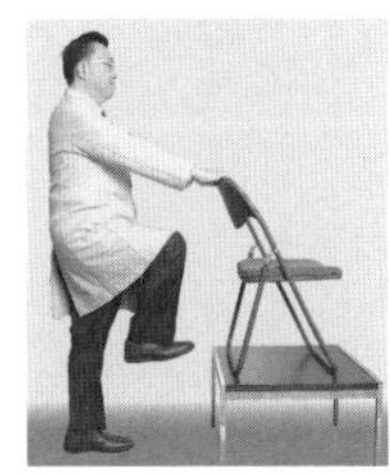

イスや机につかまっての閉眼足踏み

不安のある方は、イスや机につかまっての閉眼足踏みでもOKです。無理はせず慣れてきた段階で、イスや机なしでやってみましょう。

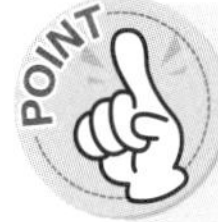

- 78ページの「50歩開眼足踏み」に慣れてから行います。目を閉じて、自分で声に出して数えながら行います。
- 介助者が正面に立ち、ふらついたときは手を触れて支えます。
- どの方向に何度ずれたかを確認することで、今日、外出しても大丈夫かどうかの見極めにも使えます。

◆めまいリハビリ体操⑧

片足立ち〈左右各15秒〉

片足立ちをするときなどに感じるめまいを改善します。

こんな症状に効くリハビリ！

- ▶ 階段を上り下りするときにめまいを感じる。
- ▶ 足元がふらふらとおぼつかない。
- ▶ 下りエスカレーターに乗るときに足がすくむ。

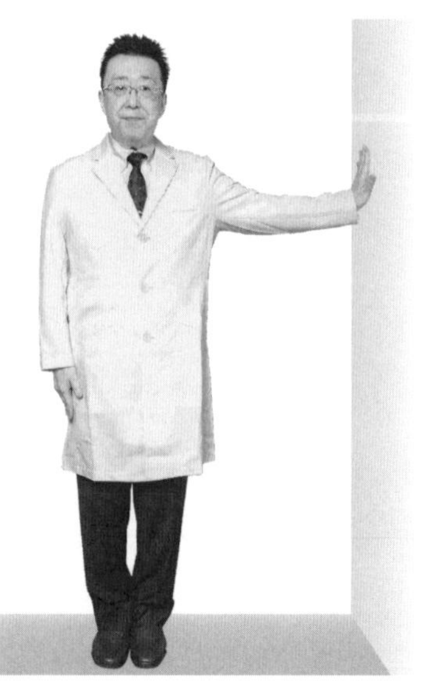

1 目を開けてまっすぐ立ち、壁に軽く手をそえて支えにします。

片足立ちのときにめまいを感じる人のための体操です。壁に軽く手をそえて、片足ずつ太ももが床と平行になる高さまで上げます。声に出して数えて15秒間保ちます。どちらかの足が上げにくければ、その足が弱っているので多めに実施。慣れたら壁から手を離して体操します。

2

右足の太ももを、床と平行になるくらいの高さまで上げて、15秒間保ちます。

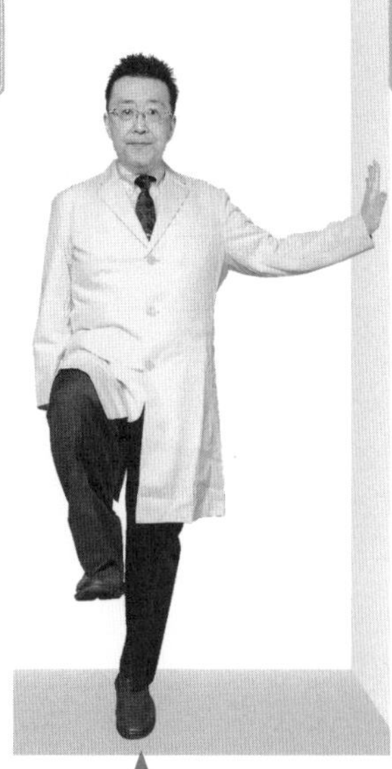

3

左足の太ももを、床と平行になるくらいの高さまで上げて、15秒間保ちます。

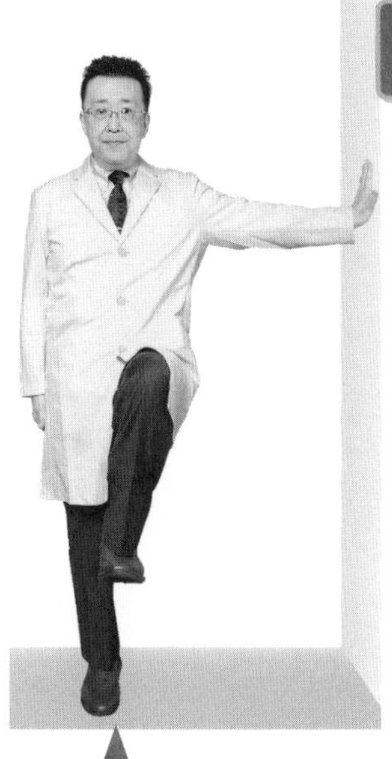

左右各15秒

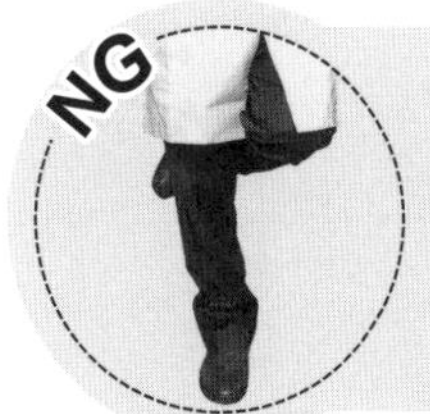

やってはいけないこと

- 持ち上げた左足をもう片方の右足に引っかける。
- 目を閉じてしまう。

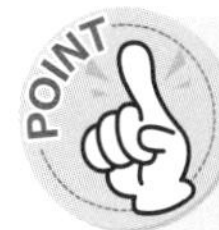

- 自分で声に出して数えながら体操します。
- 左右どちらかの足がやりにくかったら、その足が弱っているので、多めに行います。
- 最初は壁に軽く手をそえて体操し、慣れてきたら、壁から手を離して行います。

◆めまいリハビリ体操⑨

ハーフターン〈右3回＋左3回〉

方向転換のときに感じるめまいを改善します。

こんな症状に効くリハビリ！

- ▶ 歩いているとき、道の角を曲がるとめまいがする。
- ▶ 歩行中に急に方向を変えたときに、ふらついてしまう。
- ▶ らせん階段やエレベーターでめまいを感じる。

両足をそろえて立ちます。右に曲がるのがつらい人は「右ハーフターン」、左に曲がるのがつらい人は「左ハーフターン」を行います。

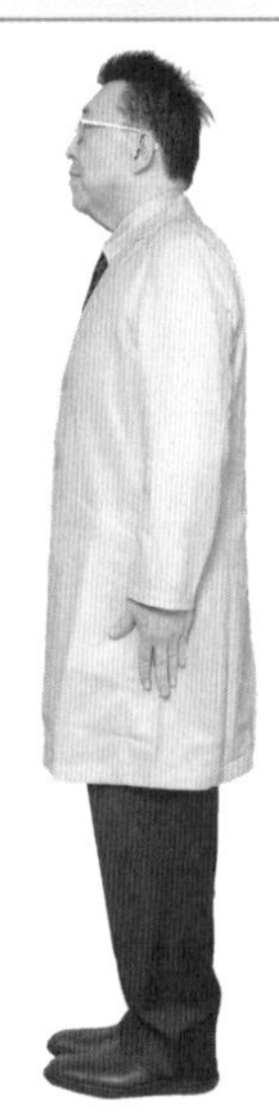

体の方向を変えるときにめまいを感じる人のための体操です。「回れ右」「回れ左」をイメージすると回りやすいかもしれません。左右それぞれ連続で3回ずつ行います。バランスが崩れる方向があれば、そちらを多めに実施します。転倒しないように、壁などの近くで行うと安心です。

右ハーフターン

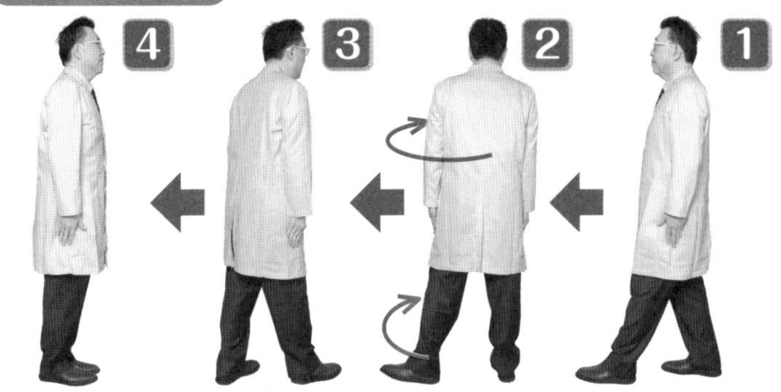

1 左足を一歩前に出します。

2 右方向に回ります。

3 左足が後ろに残ります。

4 左足を右足にそろえます。

左ハーフターン

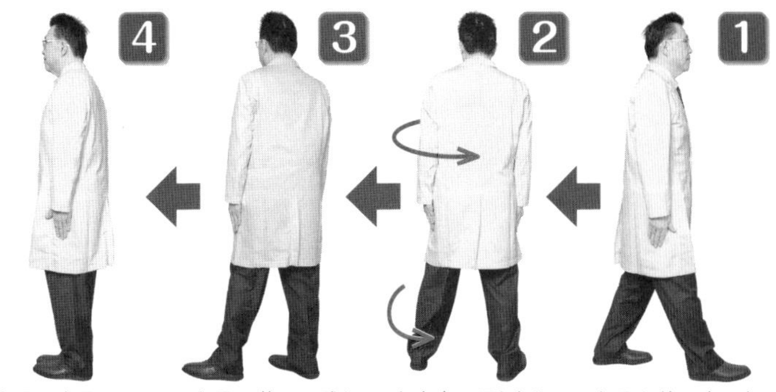

1 右足を前に出します。

2 左方向に回ります。

3 右足が後ろに残ります。

4 右足を左足にそろえます。

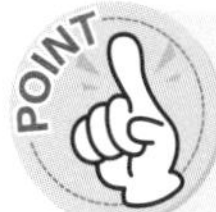

◆右ハーフターンをするときは「回れ右」をイメージして、左ハーフターンをするときは「回れ左」をイメージします。
◆左右それぞれ続けて3回ずつ行います。
◆バランスが崩れる方向があれば、そちらを多めに行います。
◆壁の近くなど、すぐに手をついて支えられる場所で体操をすると、転倒が防げます。

◆めまいリハビリ体操⑩

寝返り〈3往復〉

朝、起きたときに感じるめまいを改善します。

こんな症状に効くリハビリ！

- ▶ 布団から起き上がるときにめまいがする。
- ▶ 寝ているときの姿勢を変えられない。
- ▶ 寝返りするとクラッとしてつらい。

1

布団にあお向けの状態に寝て、目を開けながらゆっくり10まで数えます。

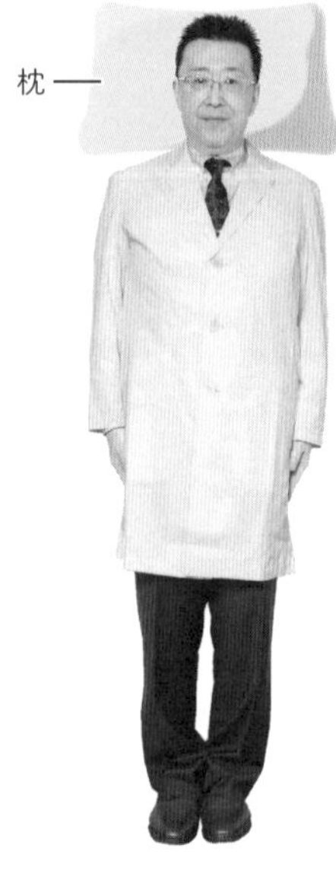

布団から起き上がるときや、寝返りしたときにめまいがする人におすすめの体操。布団に寝ながら目を開けて、「起床時」「就寝直後」「眠るとき」の3回行い、1回につき3往復が目安です。体操は10数えてから次の動作に移りますが、早口でなく、ゆっくり数えるように気をつけます。

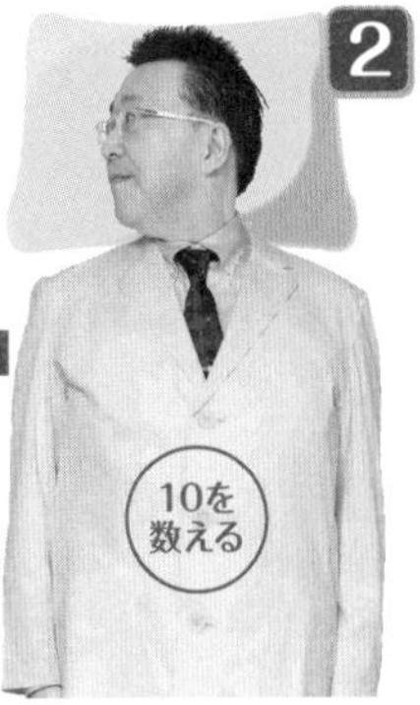

2 10を数える

頭をそっと右に向けて、ゆっくり10まで数えます。

3 10を数える

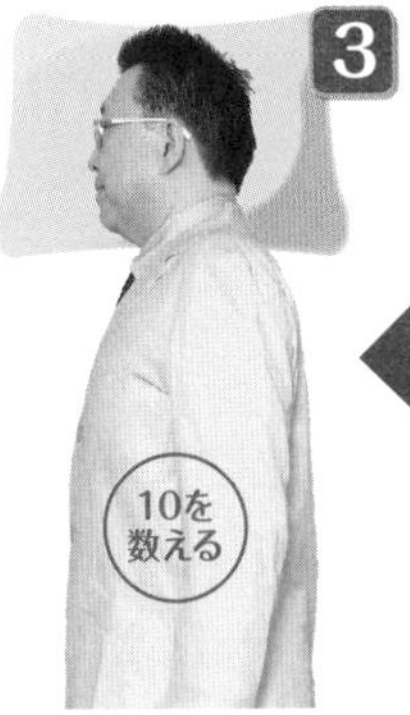

次に体ごと右に向けてゆっくり10まで数えます。

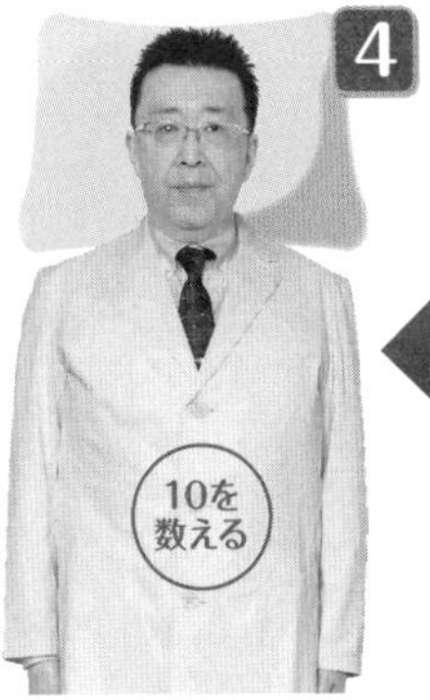

4 10を数える

体をあお向けに戻して、ゆっくり10まで数えます。

5 10を数える

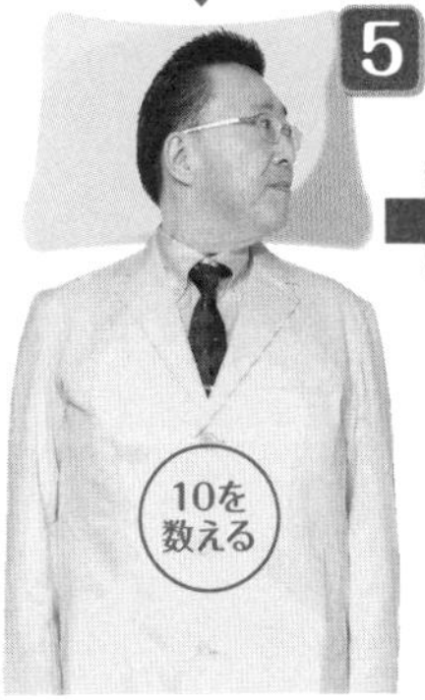

頭をそっと左に向けてゆっくり10まで数えます。

6 10を数える

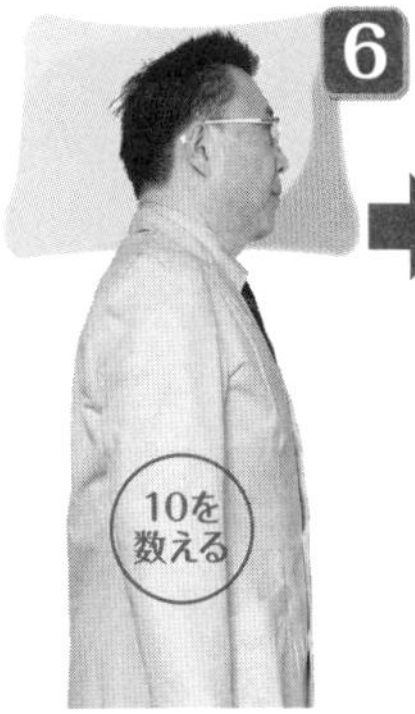

次に体ごと左に向けて、ゆっくり10まで数えます。

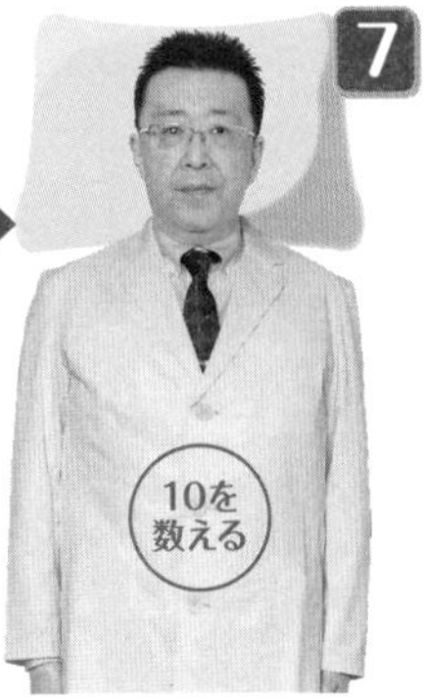

7 10を数える

体をあお向けに戻して、ゆっくり10まで数えます。

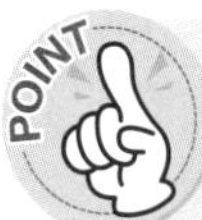

- ◆ 1日のうちで、起床時・就寝直後・眠るときの3回行います。1回3往復が目安です。
- ◆ 10秒ゆっくり数えます。
- ◆ どちらの耳が悪くても、体操を始めるときは必ず右から行います。

◆めまいリハビリ体操⑪

座位ヘッドチルトホッピング

〈右10回＋左10回の1セットを1日3回〉

外側半規管型BPPV（良性発作性頭位めまい症）のクプラ型の症状を改善します。耳石を半規管に移行させ、耳石器に戻すための体操。

こんな症状に効くリハビリ！

- ▶ 布団から起き上がるときにめまいを感じる。
- ▶ 寝返りをするとめまいがする。
- ▶ 上を向いたときに天井がぐるぐる回るように感じる。

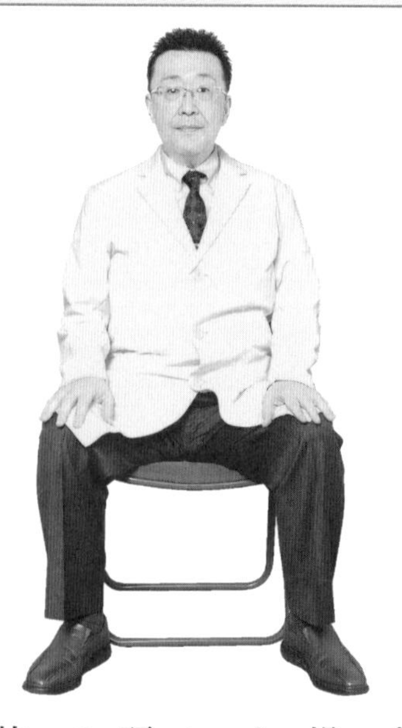

1

イスに座り、両手を膝に載せて正面を向き、足は肩幅より少し広めに開きます。

外側半規管型BPPV（良性発作性頭位めまい症）のクプラ型の症状を改善させる体操。体操を行うことで、耳石を半規管に移行させ、耳石器に戻しやすくします。手根で頭に触れるとき、よくプールで耳に水が入ったときに、水抜きをするようなイメージで行うことがポイントです。

※ヘッドチルトホッピング（山中ホッピング法）は奈良県立医科大学耳鼻咽喉・頭頸部外科学准教授・山中敏彰先生が考案されました。

2

体は動かさずに正面に向け、頭だけ右横に倒し、右手は頭の近くにもっていきます。

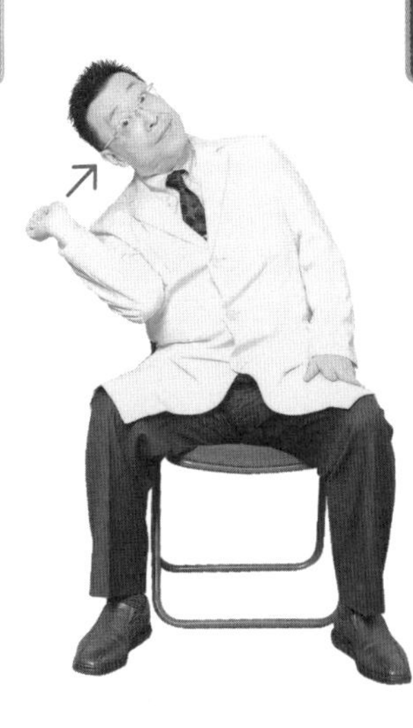

3

体は動かさずに、右横に倒した頭を右手の手根の部分でコンコンと軽く打つようにします。

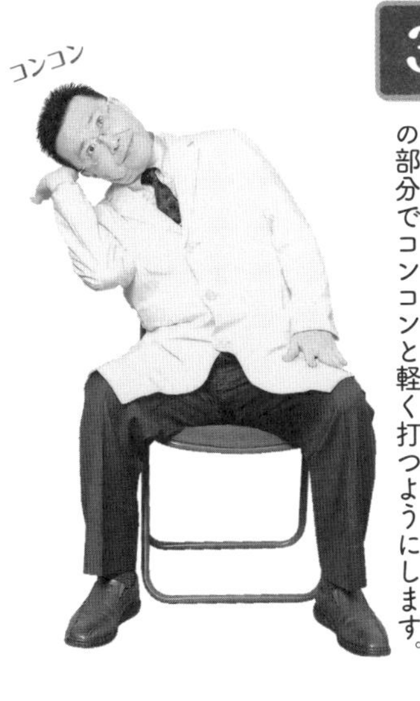

左側の耳も同じように行う

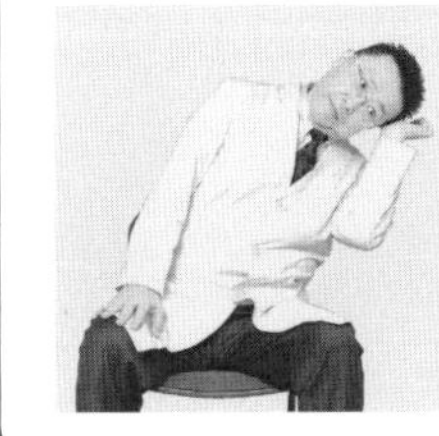

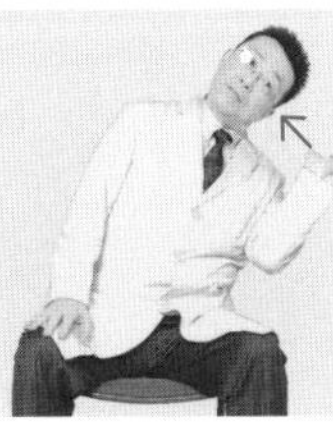

右側の耳から体操を行い、次に左側の耳も同じように体操します。体は動かさずに正面を向け、頭だけ左横に倒します。頭を左手の手根の部分でコンコンと軽く打つようにして、1日の体操の回数を行います。

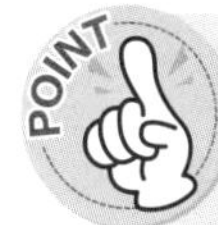

- ◆プールで耳に水が入ったときの水抜きのイメージで行います。
- ◆片方の耳だけが悪くても、両方の耳に同じように行います。
- ◆イスに座り体を安定させ、動かすのは頭だけで体は正面を向いたまま。
- ◆1日に右10回+左10回を1セットに、3回を目指します。

Column 04

就寝時のリハビリ体操でぐっすり

１日の疲れが体にたまりやすいのは、夕方から就寝時にかけての時間帯。その時間帯はどうしても、めまいやふらつきが起こりやすくなります。また寝ているときに一度でも、グルグルと目が回った経験を持つ人は、「寝返りを打ったときに、目が回ったらどうしよう」「ちゃんと眠れるだろうか」と心配になり、なかなか寝つけなくなることもあります。

そんな心配を払拭できるのが就寝前に行うリハビリ体操です。１日の体の疲れが解消でき、何よりも睡眠時のめまい予防につながります。睡眠の質がよくなり、めまいが起きるのを心配せずに眠れるようになるでしょう。

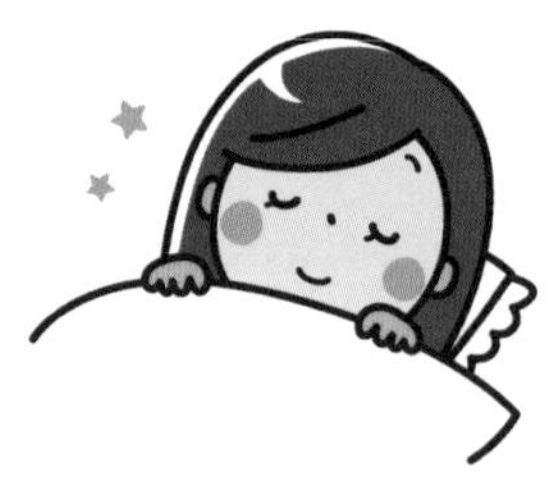

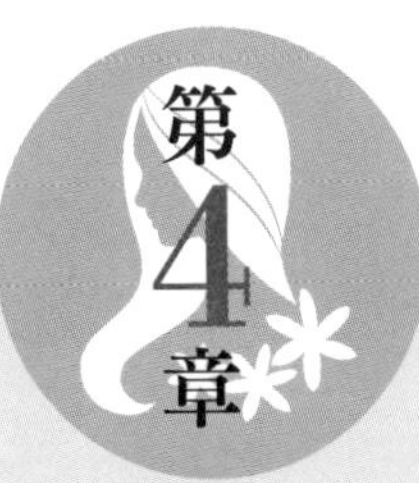

ふらつきを治すための「ふらつきリハビリ体操」

めまいと同様に、
ふらつきに悩まされている方は多くおられます。
ふらつきの改善には、第3章の「めまいリハビリ体操」を
アレンジして実践するのが効果的です。
BPPV向けの「特別レッスン」編を含めて紹介します。
いずれも1日1回からスタートして、1日3回を目指しましょう。

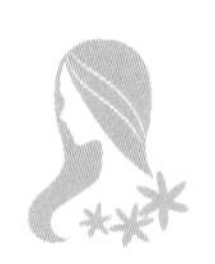

めまいとふらつきはどう違う？

「ふらつき」とは、「左右にふらふら揺れて歩きにくい」というような体が不安定な症状です。「めまい」と「ふらつき」の両方に悩まされている人もいて、めまいとふらつきは密接な関係があるといえます。

ふらつきは、めまいの病気が治ったあとに後遺症として起こることもあります。たとえば、「前庭神経炎」や「めまいを伴う突発性難聴」などを発症し、そのめまいの発作が大きかったときに、めまいのあとでふらつきが何年間も残ってしまうこともあるようです。

歳をとるにつれてふらつきを感じる人が増えていきます。これは小脳や目、耳などが加齢によって機能が低下し、体のバランスが保ちにくくなるからです。ふらつきを感じる人の多くは、外を出歩くときに不安を感じています。駅の階段を上り下りするときや人混みの中を歩くときなどに、ふらついて転倒するのではないかと思ってしまうようです。中にはふらつきが怖くて家に閉じこもってしまう人もいます。

◉ふらつきの原因のひとつは下半身の衰え

ふらつきがあるからといって寝てばかりいては、体を支える筋力が落ちて、ますますふらつくようになってしまいます。

人は30歳を過ぎると筋肉が減り始め、60歳以降は年に約2％も筋肉が減少するという報告があります。筋肉が減った状態を「サルコペニア」といいますが、**ふらつきを恐れて安静にしていればサルコペニアになります**。そうなると立つ、歩くなどの日常の動作が次第に困難になり、全身の活動性が低下。要介護の一歩手前の状態であるフレイル（虚弱）に移行してしまうのです。

サルコペニアやフレイルを防ぐには下半身を鍛えることが大事。下半身がしっかりしていれば、ふらついたときに転倒を防ぐことにつながります。**リハビリ体操は小脳を鍛えてめまいやふらつきを改善するだけでなく、下半身の筋力アップにも役立つ**のです。

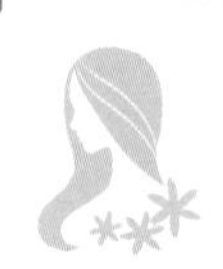

嫌なふらつきもリハビリ体操で改善！

加齢に伴い筋力の低下などから体がふらつく人が多くなります。ふらつきの9割以上は**耳石器の不調が関係**していますが、28ページで説明したように、内耳にある耳石器は体の傾きや直線加速度を感知する働きがあります。耳石器は耳石膜の上に耳石が多数付着していて、頭を傾けると耳石も一緒に動きます。その動きで傾きを脳に伝えるのです。

しかし、何らかの原因によって耳石膜の粘着力が弱まり、耳石が耳石膜からはがれかけた状態になると、耳石器が十分に機能しなくなります。これが**耳石器障害**で、**雲の上を歩いているようなふわふわとしためまい**を感じます。そこに加齢が加わると、全身の平衡機能の低下が進んでしまうことも。高齢者の平衡障害は病院に行っても「歳のせいだから仕方がない」と言われることもありますが、そのまま安静にしていると目、耳、足の裏を使わなくなり、ふらつきが悪化します。リハビリ体操なら症状を軽減することができます。

ふらつきが起こる原因は？

加齢によって耳石器の衰えや全身の機能低下が進み、
ふらつきを感じる人が多くなっていきます。

原因 ふらつきは主に耳石器の老化と全身の衰えから

▶ **耳石器障害＝約40～50%**

耳石がはがれかけることで、耳石器の機能が落ちてふらつきを感じる。

▶ **加齢性平衡障害＝約30～40%**

目、耳、足の裏からの情報が減り、耳石器障害、加齢による筋力低下や小脳の衰えも加わって起こる。

▶ **神経系の障害＝約5～10%**

脊柱管狭窄症など、脊髄の加齢老化や、加齢で小脳の機能が次第に低下していくために神経に不具合が生じる。

耳石器障害に加齢が重なるのが加齢性平衡障害の原因

耳石器障害の要素に、目、耳、足の裏からの刺激を感知する小脳の機能低下が加わり、加齢性平衡障害を引き起こします。

ふらつきを治す「リハビリ体操」で改善！

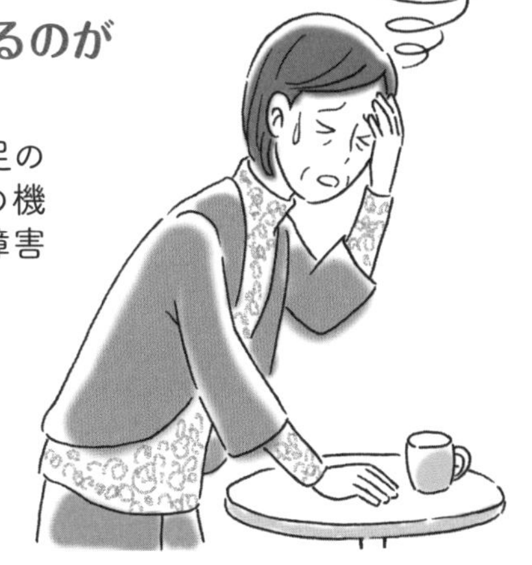

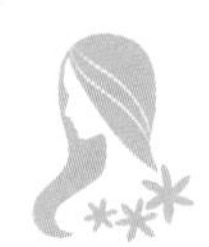

◆ふらつきリハビリ体操①

速い横〈当初は10回〉

目線を急に横に動かしたときに感じるふらつきを改善します。

ふらつきリハビリ体操とは?

ふらつきとめまいは、いわば親戚です。そのため、ふらつきリハビリ体操はめまいの体操と同様のものがありますが、実施回数などが異なります。自分で感じるめまいがふらつきであれば、以下のリハビリ体操がおすすめです。特に、立っていて、歩いていて感じる方にはおすすめのレッスンです。

1

イスに座り両手の親指を立てて肩の高さで前に伸ばします。腕は肩幅より広めに開きます。

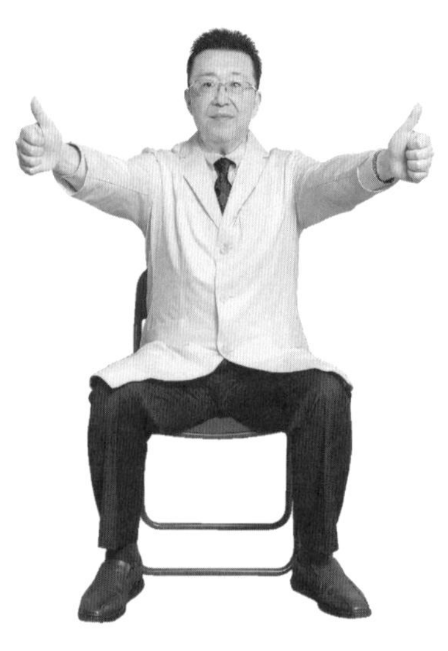

横方向に速く目線を動かしたときに、ふらつきを感じる人のための体操です。体操はめまいと同様で、イスに座って頭は正面を向いたまま、頭を動かさず、目線を左右に動かします。最初はゆっくりと行い、慣れてきたら1秒に1回の速さで目線を動かします。

2

頭は動かさずに、目線だけを動かして右手の親指の爪を見ます。

3

目線だけを動かして、左手の親指の爪を見ます。

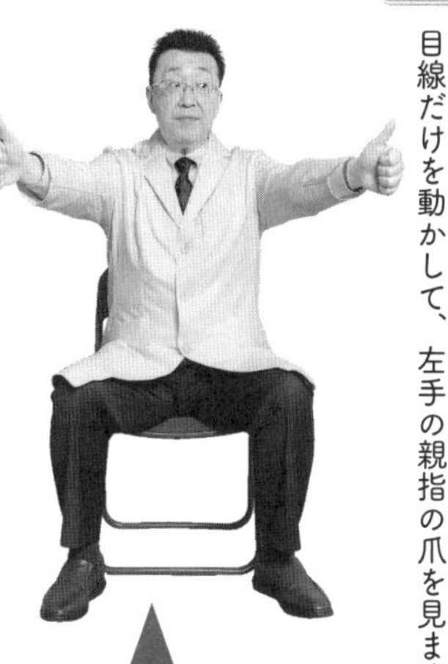

当初は5往復（10回）

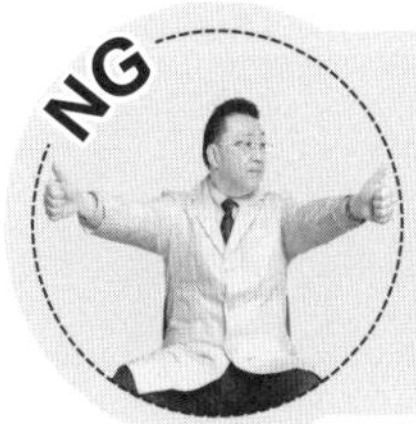

やってはいけないこと

- 目線と一緒に頭も動かしてしまう。
- 左右の高さが不均等になっている。

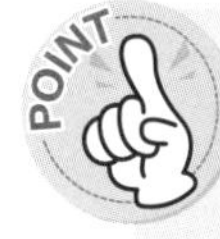

- 両腕を肩の高さまで上げて、肩幅より少し広く開きます。
- 自分で大きな声を出して10まで数えます。
- 目だけを動かし左右の親指の爪を交互にしっかり見ることが大事。
- 最初はゆっくり行い、慣れたら1秒に1回の速さで視線を動かします。

◆ふらつきリハビリ体操②

ゆっくり横〈当初は10回〉

目線をゆっくりと横に動かしたときに感じるふらつきを改善します。

横方向にゆっくり目線を動かしたときに、ふらつきを感じる人のための体操。イスに座り、頭は正面を向いたまま、腕を左右に動かして目線で親指の動きを追います。当初は5往復から、数えながら行います。あごが動かないように、左手でしっかり固定することが大事です。

こんな症状に効くふらつきリハビリ!

- ▶ 電車の車窓の景色を見るのがつらい。
- ▶ 目の前を横切る自転車を見るとふらつきを感じる。
- ▶ お店の陳列棚の商品を見ながら探すのがつらい。

1

イスに座り、右手の親指を立てて前に伸ばし、左手の人さし指であごを押さえます。

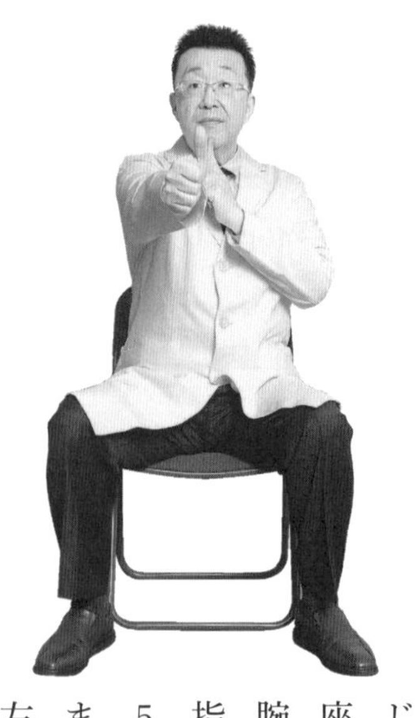

2

右手をゆっくり右に30度ぐらい動かし、目線だけ親指の爪を追います。

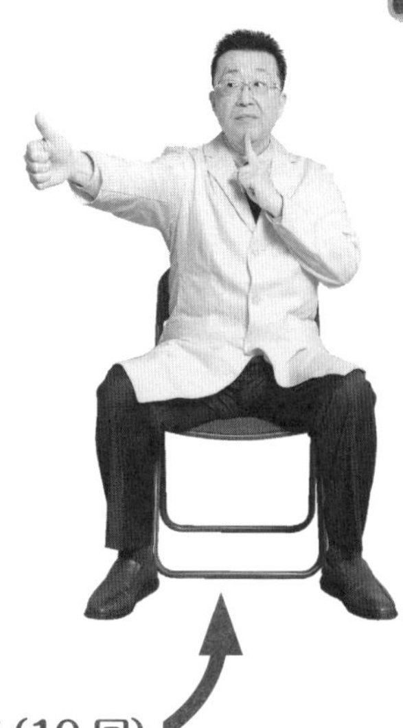

3

右手をゆっくり左に30度ぐらい動かし、目線だけ親指の爪を追います。

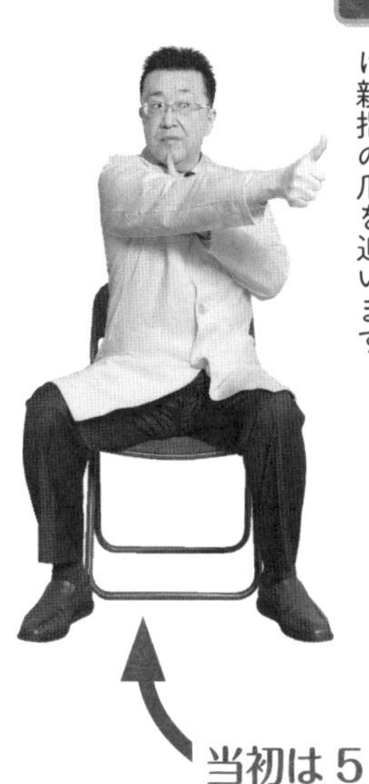

当初は5往復（10回）

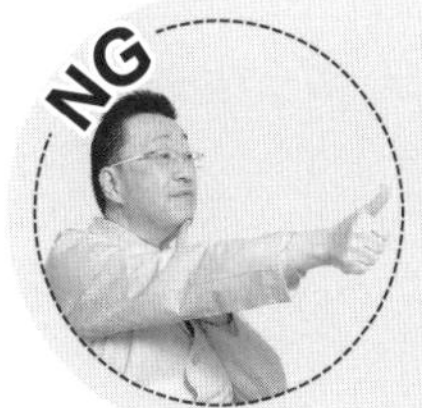

やってはいけないこと

- 目線で指を追うときに、頭も一緒に動かしてしまう。
- 左手であごをしっかり押さえていない。
- 目線を追う手を右手から左手に変える。

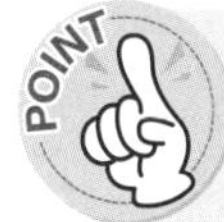

- ◆自分で声に出して10まで数えながら、右手をしっかり伸ばしてゆっくり行います。
- ◆家族も一緒に体操を行い、目の動きを見てもらうと、どちらの目線の方向が不得意かを知ることができます。

◆ふらつきリハビリ体操③

ふり返る〈当初は10回〉

ふり返って見るときなどに感じるふらつきを改善します。

こんな症状に効くふらつきリハビリ！

- ▶ 人に呼ばれて後ろを見るときにふらつきを感じる。
- ▶ 車の車庫入れで後方確認をするのがつらい。
- ▶ ふり返る動作をするとふらつく感じがする。

1

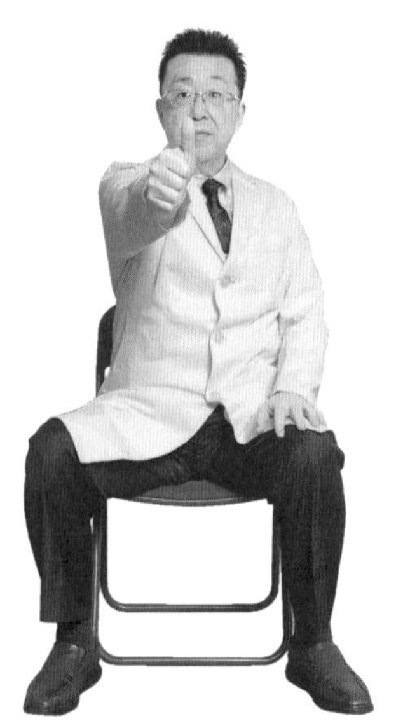

イスに座り、頭と体は正面に向け、右手の親指を立てて前に伸ばします。

ふり返る動作の際にふらつきを覚える人のための体操。イスに座り、伸ばした腕の親指を見ながら、頭を左と右に回します。数を声に出して、3回はゆっくり、次の2回は速く行います。親指から目線が外れたら、その方向の三半規管が弱っています。体操がつらくても続けるようにします。

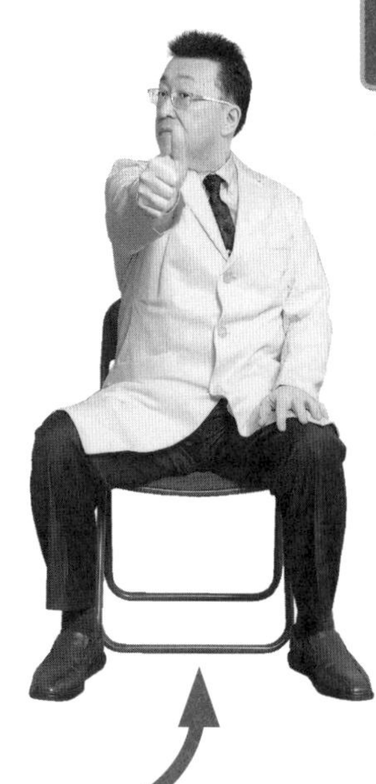

2

目線は親指に向けたまま、頭だけを右方向に30度ぐらい回します。

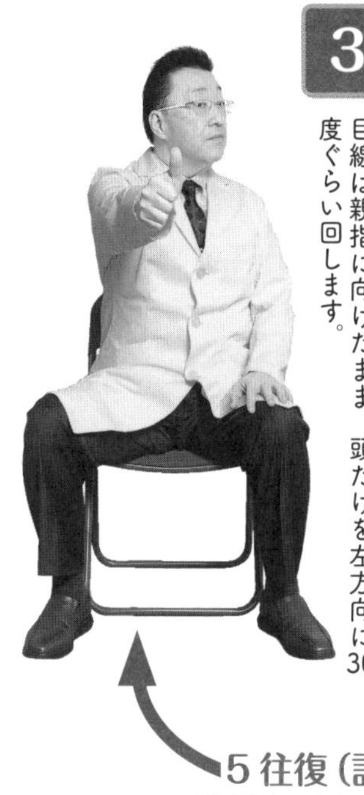

3

目線は親指に向けたまま、頭だけを左方向に30度ぐらい回します。

5往復(計10回)
(3回ゆっくり＋2回は速く)

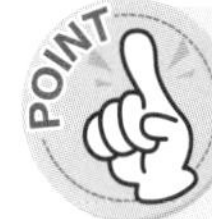

やってはいけないこと

- 目線を親指から外してしまう。
- 頭の動きと一緒に腕を動かしてしまう。

POINT

- 自分で声に出して数えながら、目線を親指に向けたまま、頭だけを左右に動かします。
- 目線が外れる方向があれば、そちら側の三半規管が弱っている証拠。体操がつらくても続けるようにします。
- 首が悪い人や高齢の人は体操をゆっくり行います。

◆ふらつきリハビリ体操④
上下〈当初は10回〉

上や下を向いたときなどに感じるふらつきを改善します。

上や下を向くとふらつきを感じる人のための体操です。要領はめまいリハビリ体操と同じです。イスに座り、伸ばした腕の親指に目線を向けたまま、あごを上下に動かします。最初は5往復から、3回はゆっくり行います。首が悪い人や高齢の人は回数を調整しながら行いましょう。

こんな症状に効くふらつきリハビリ！

- ▶うがいをしたり目薬をさすときなどにふらつきを感じる。
- ▶洗顔や靴ひもを結ぶときなどにふらつき感がある。
- ▶洗濯物を干す、掃除機をかけるなどの家事がつらい。

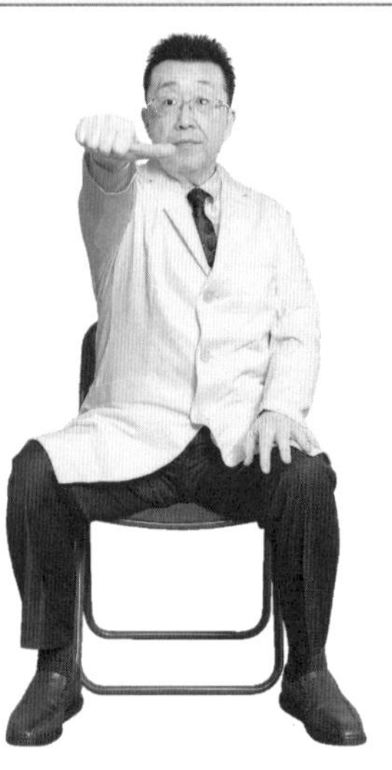

1

イスに座り、右手の親指を横にして顔の前方に伸ばします。

2

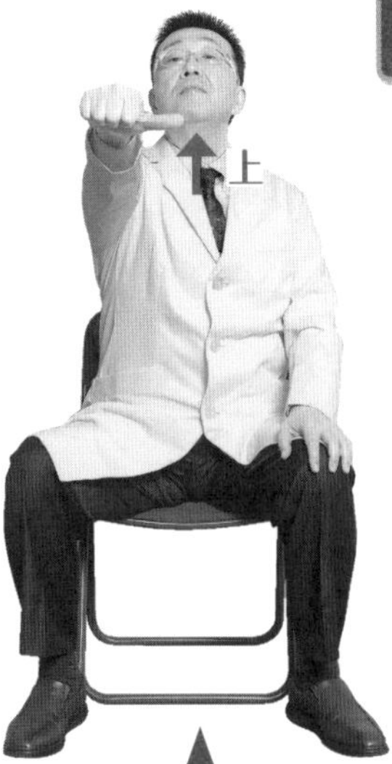

目線は親指に向けたまま、あごを上方向に30度ぐらい動かします。

3

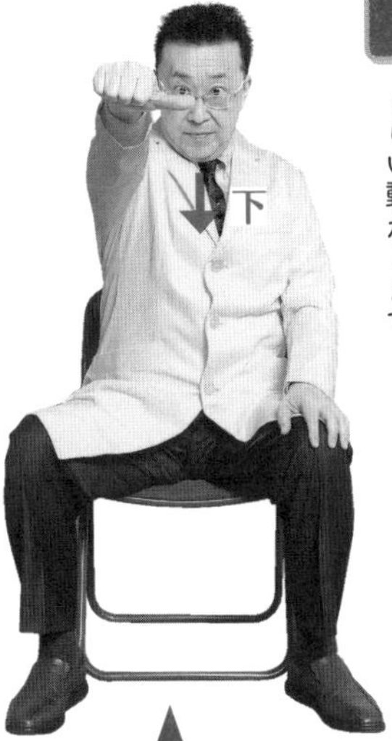

目線は親指に向けたまま、あごを下方向に30度ぐらい動かします。

5往復（計10回）
（3回ゆっくり ＋ 2回は速く）

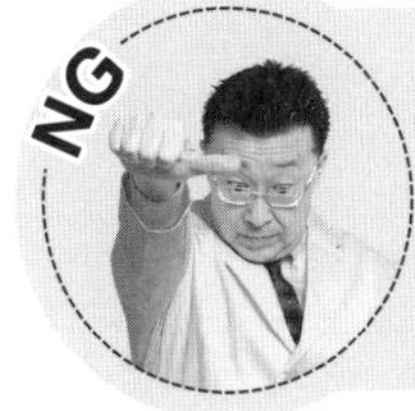

やってはいけないこと

- 目線を親指から外してしまう。
- あごの動きと一緒に腕を動かしてしまう。

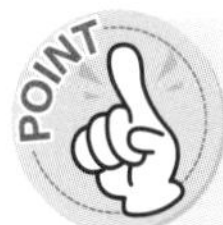

- 自分で声に出して数えながら、目線を親指に向けたまま、あごだけを上下に動かします。
- 前方に出す腕は左右どちらでもかまいません。
- 首が悪い人や高齢の人は慎重にゆっくり行います。

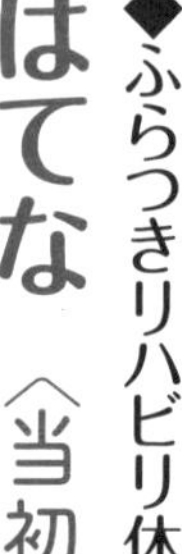

◆ふらつきリハビリ体操⑤

はてな〈当初は10回〉

頭を左右に傾けたときなどに感じるふらつきを改善します。

こんな症状に効くふらつきリハビリ！

- ▶首を横に傾けたときにふらつきを感じる。
- ▶車のフロントガラスを拭くときにふらつき感がある。
- ▶質問の答えが分からずに首をかしげたらふらつく感じがした。

1

イスに座り右手の親指を立てて、体の正面に伸ばします。

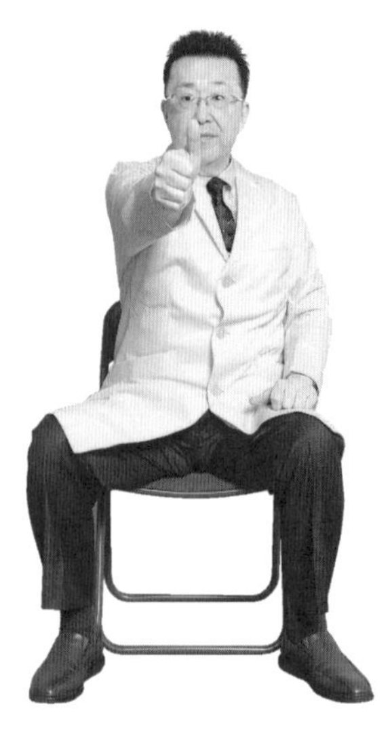

頭を横に傾けるとふらつきを感じる人のための体操です。イスに座り、伸ばした腕の親指に目線を向けたまま、頭を左と右に傾けます。視線を親指から外さないようにすることで、耳石器の機能を鍛えられます。数を声に出して、3回はゆっくり、次の2回は速く行います。

2

目線は親指に向けたまま、頭を右方向に傾けます。

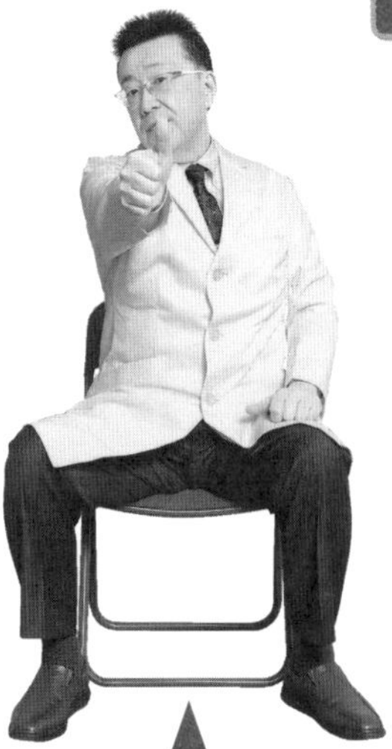

3

目線は親指に向けたまま、頭を左方向に傾けます。

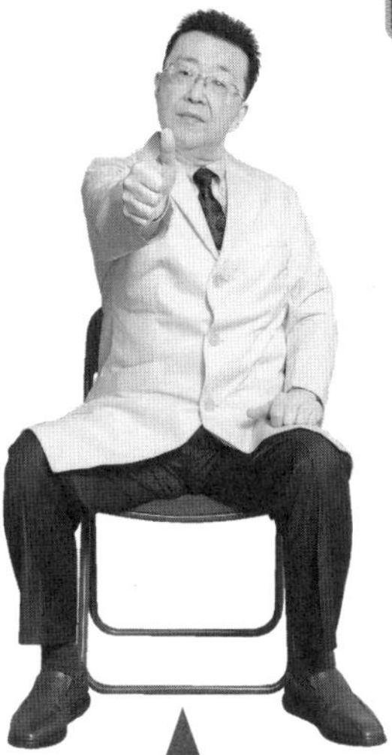

5往復(計10回)
(3回ゆっくり ＋ 2回は速く)

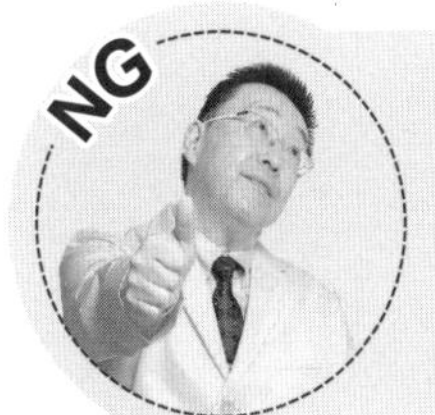

やってはいけないこと

- 目線を親指から外してしまう。
- 首の動きと一緒に腕を動かしてしまう。

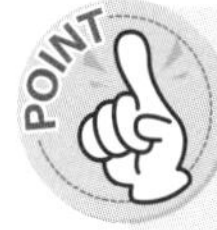

- 自分で声に出して数えながら、行います。
- 首が悪い人は速く行わないで、ゆっくり頭を傾けるようにします。
- この体操を行うことによって、内耳の耳石器の機能を鍛えられます。

◆ふらつきリハビリ体操⑥

30歩開眼足踏み〈慣れたら50歩に〉

立ったり歩いたりするときのふらつきを改善します。

立ち歩きのときにふらつきがある人のリハビリ体操です。最初は30歩から始め、慣れてきたら50歩にして1日3回行います。背筋を伸ばし、足の太ももをできるだけ高く上げるイメージで、体操自体はめまいリハビリ体操と同じです。イスや机につかまっての足踏みもＯＫです。

こんな症状に効くふらつきリハビリ！

- ▶電車やバスに乗っているとふらつきを感じる。
- ▶体が左右に引っ張られてまっすぐに歩けない。
- ▶今日の外出で、ふらつきを起こさないかどうか知りたい。

1

目を開けて立ち、両腕を肩の高さで前に伸ばして、その場で足踏みをします。

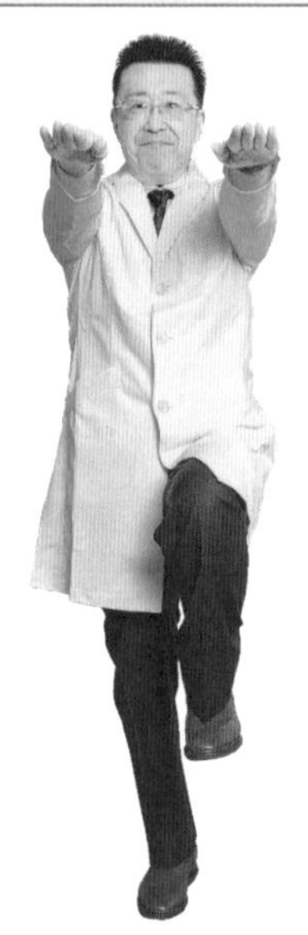

足踏みするときの姿勢や足を上げる角度は？

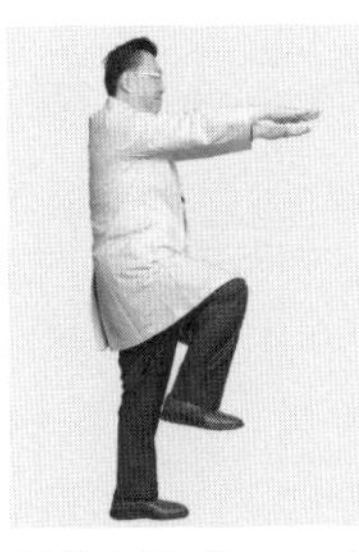
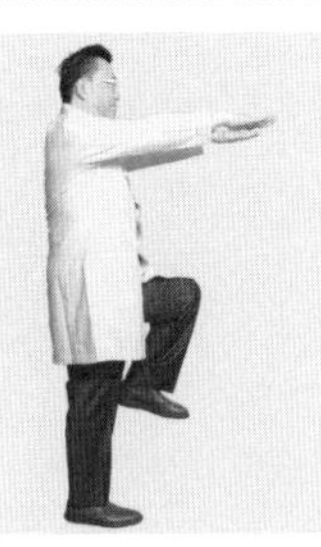

背筋を伸ばして、太ももをできるだけ高く上げ、膝を90度に曲げて足踏み。バランスに不安があるときは、正面に介助者が立ち、転倒しそうになったら支えてもらいます。当初は45度の角度でもOKです。

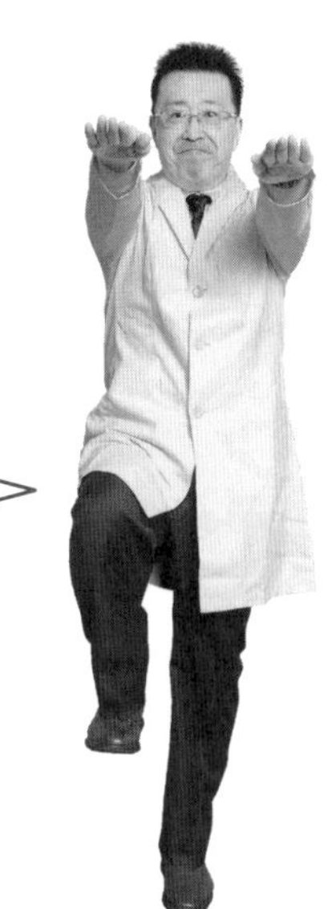

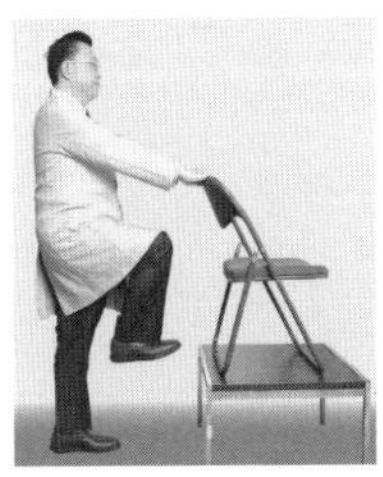

イスや机につかまっての開眼足踏み

不安のある方は、イスや机につかまっての開眼足踏みでもOKです。無理はせず慣れてきた段階で、イスや机なしでやってみましょう。
最初は30歩から始め、慣れてきたら50歩に増やします。

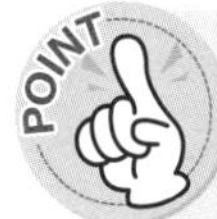

- 自分で声に出して30まで数えながら行います。
- しっかり足を上げて体操すれば、足の筋肉が鍛えられてふらつきの予防に。
- どの方向に何度ずれたかを確認することで、今日、外出しても大丈夫かどうかの見極めにも使えます。

◆ふらつきリハビリ体操⑦

片足立ち

〈左右各10秒からスタート（慣れたら15秒に）〉

片足立ちをするときなどに感じるふらつきを改善します。

こんな症状に効くふらつきリハビリ！

- ▶ 階段を上り下りするときにふらつきを感じる。
- ▶ 足元がふらふらとおぼつかない。
- ▶ 下りエスカレーターに乗るときに足がすくむ。

1

目を開けてまっすぐ立ち、壁に軽く手をそえて支えにします。

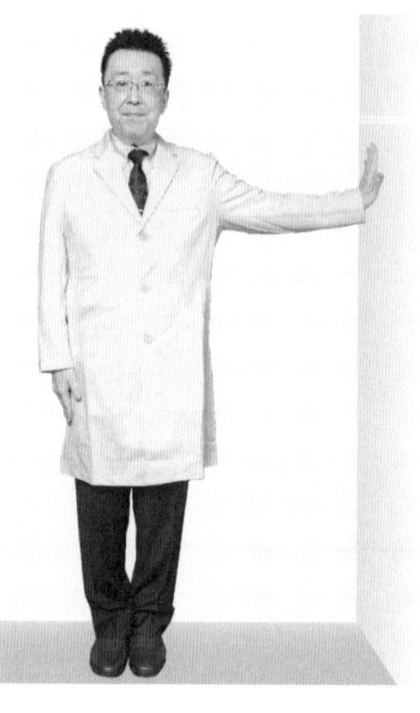

片足立ちのときにふらつく人のための体操です。壁に軽く手をそえて、片足ずつ、太ももが床と平行になる高さまで上げます。最初は声に出して数えて10秒間保ち、慣れてきたら15秒にのばします。どちらかの足が上げにくければ、その足が弱っているので、そちらを多めに行います。

2

右足の太ももを、床と平行になるくらいの高さまで上げて、10秒間保ちます。

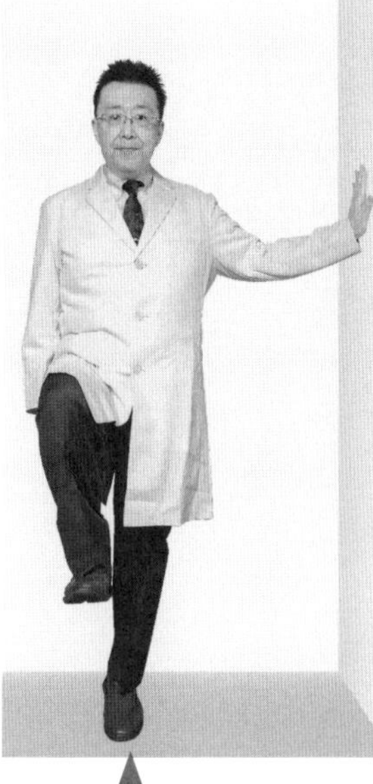

3

左足の太ももを、床と平行になるくらいの高さまで上げて、10秒間保ちます。

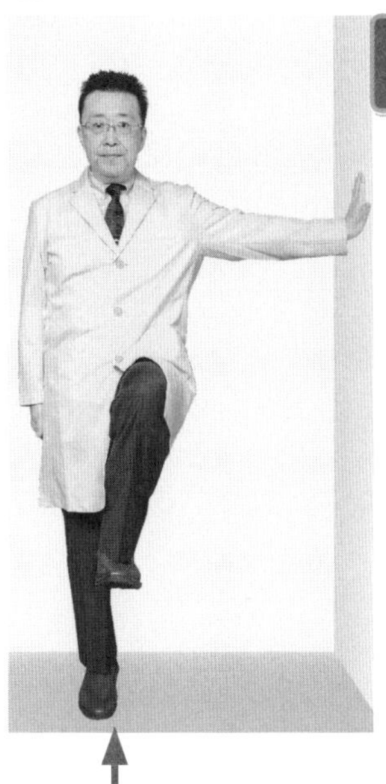

左右各10秒

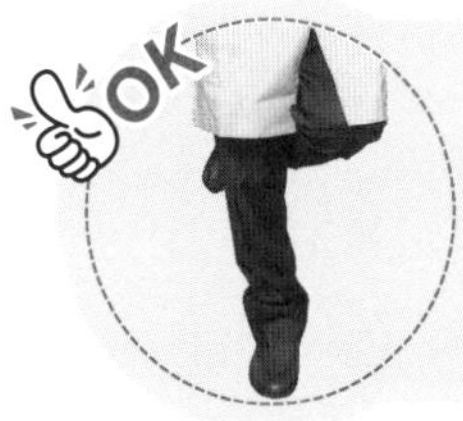

持ち上げた足が片方の足に引っかかることがあるかもしれませんが、ふらつきリハビリ体操では、始めた当初であればこのような形になってもかまいません。ただし、慣れてきたあとは、このようにならないよう気をつけましょう。

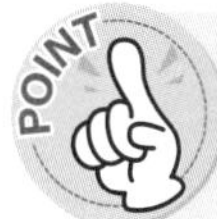

- 自分で声に出して数えながら体操します。
- 左右どちらかの足がやりにくかったら、その足が弱っているので、多めに行います。
- 最初は壁に軽く手をそえて体操し、慣れてきたら、10秒から15秒へのばします。

◆ふらつきリハビリ体操⑧

つま先立ち〈5回を3セット目標〉

筋力の低下が原因のふらつきを改善します。

こんな症状に効くふらつきリハビリ！

- ▶ 立ち上がるときにふらついてしまう。
- ▶ 歩いているときにふらふらした感じがする。
- ▶ 筋肉が衰えて足元がふらついてしまう。

1 背筋を伸ばして壁に軽く片手をつき、視線は前を見ます。

2 つま先立ちになり1～2秒間保ったら、かかとを下ろします。

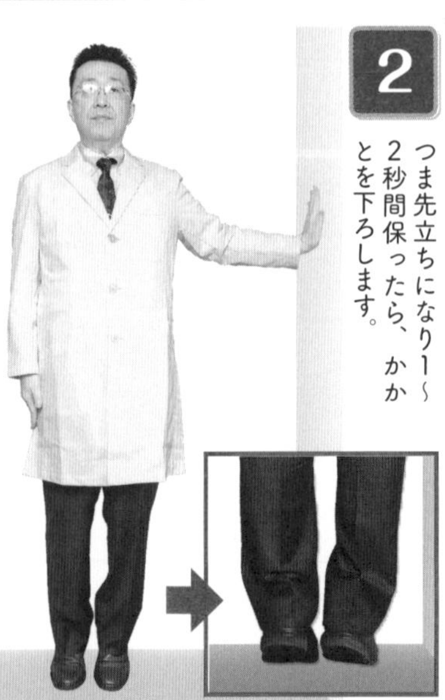

立ち上がりや歩行でふらつく人のための体操です。壁に手をつき、つま先立ちになり、自分で声に出して数えながら1～2秒間保ちます。かかとはできるだけ高く上げ、かかとを下ろすときはゆっくりと行います。それを5回繰り返すことを1セットとし、3セットを目標にします。

3

ふらついてしまう人は、机に両手をついて行えば安定します。

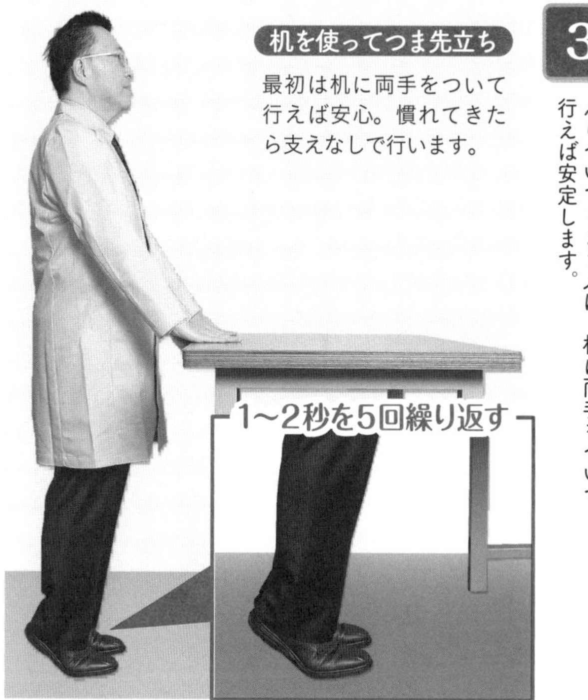

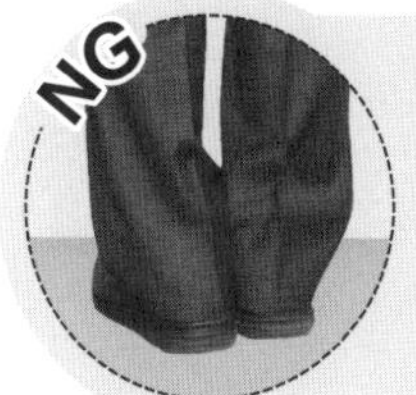

やってはいけないこと

- かかとが上がっていない。
- 急にかかとを落とす。

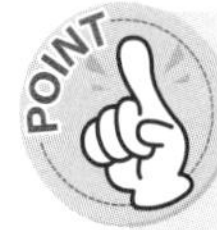

- 自分で声に出して数えながら体操します。
- 最初は壁に軽く手をついて体操し、慣れてきたら、壁から手を離して行います。

◆ふらつきリハビリ体操⑨

座位ヘッドチルトホッピング

〈左右10回ずつを1日3回〉

外側半規管型BPPV(良性発作性頭位めまい症)のクプラ型の症状を改善する体操で、ふらつきリハビリ体操にもなります。

こんな症状に効くふらつきリハビリ！

- ▶ 布団から起き上がるときにふらつきを感じる。
- ▶ 寝返りをするとふらつく感じがする。
- ▶ 上を向いたときに天井がぐるぐる回るように感じる。

1

イスに座り、両手を膝に載せて正面を向き、足は肩幅より少し広めに開きます。

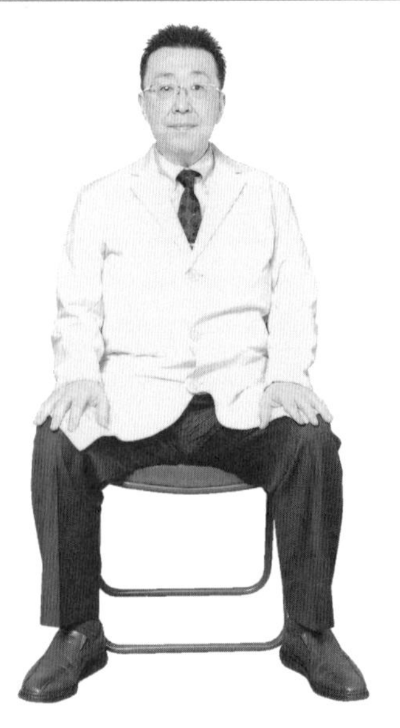

外側半規管型BPPV（良性発作性頭位めまい症）のクプラ型の症状を改善させる体操で、ふらつきリハビリにもなります。耳石を半規管に移行させ、耳石器に戻しやすくすることでふらつきを改善。プールで耳に水が入ったときに、水抜きをするようなイメージで行います。

※ヘッドチルトホッピング（山中ホッピング法）は奈良県立医科大学耳鼻咽喉・頭頸部外科学准教授・山中敏彰先生が考案されました。

2

体は動かさずに正面に向け、頭だけ右横に倒し、右手は頭の近くにもっていきます。

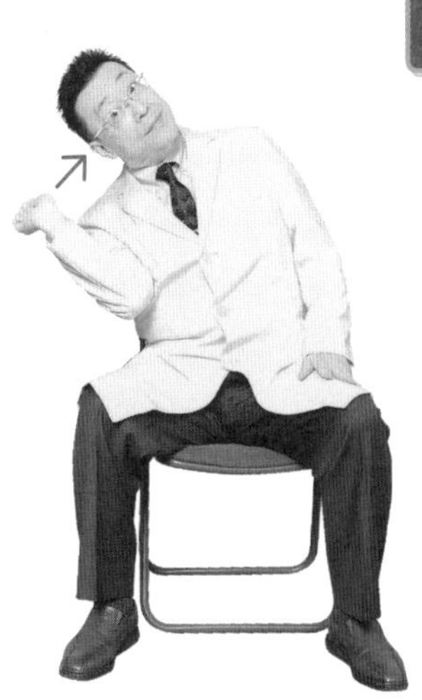

3

体は動かさずに、右横に倒した頭を右手の手根の部分でコンコンと軽く打つようにします。

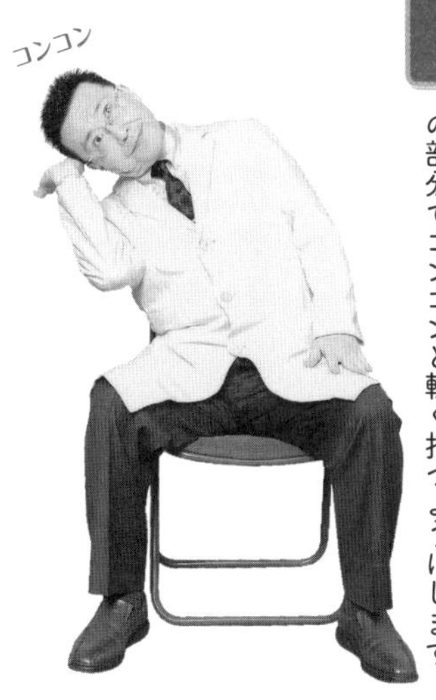

左側の耳も同じように行う

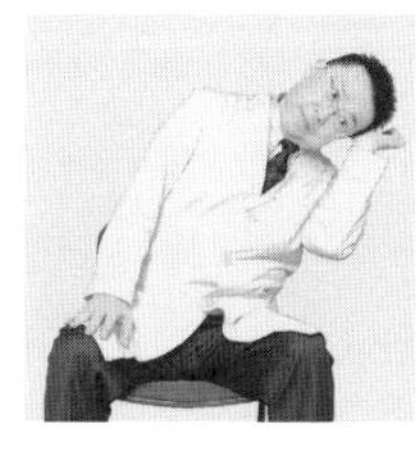

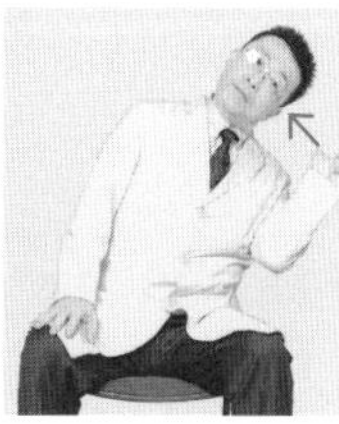

右側の耳から体操を行い、次に左側の耳も同じように体操します。体は動かさずに正面を向け、頭だけ左横に倒します。頭を左手の手根の部分でコンコンと軽く打つようにして、1日の体操の回数を行います。

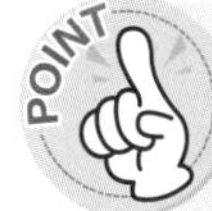

- プールで耳に水が入ったときの水抜きのイメージで行います。
- 片方の耳だけが悪くても、両方の耳に同じように行います。
- イスに座り体を安定させ、動かすのは頭だけで体は正面を向いたまま。
- 右左10回ずつを1セットに、1日3回を目指します。

◆BPPVリハビリ体操　特別レッスン①

寝返り〈3往復〉

BPPV（良性発作性頭位めまい症）の方のためのリハビリ体操としても有効です。

BPPV（良性発作性頭位めまい症）はリハビリが特に大事な疾患です。このページから「特別レッスン」として6つのリハビリ体操を紹介します。

病院でBPPVと言われ、耳石の入っている左右のサイドが不明の方は、特にレッスン①を行ってください。可能なら①②③を行うことをおすすめします。

1

布団にあお向けの状態に寝て、目を開けながらゆっくり10まで数えます。

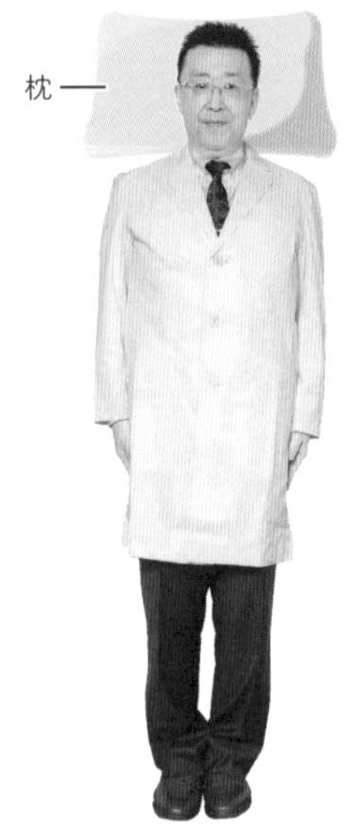

布団に寝ながら目を開けて、「起床時」「就寝直後」「眠るとき」の3回を目指し、1回につき3往復が目安です。10を数えてから次の動作に移りますが、早口で数えずにゆっくり数えるように気をつけます。どちらの耳が悪くても、体操を始めるときは必ず右から行いましょう。

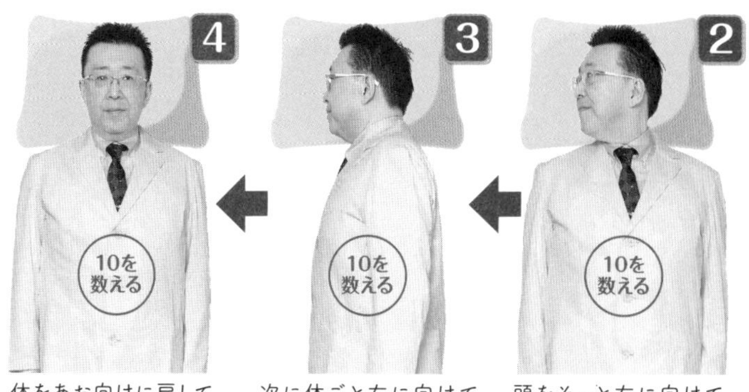

頭をそっと右に向けて、ゆっくり10まで数えます。

次に体ごと右に向けてゆっくり10まで数えます。

体をあお向けに戻して、ゆっくり10まで数えます。

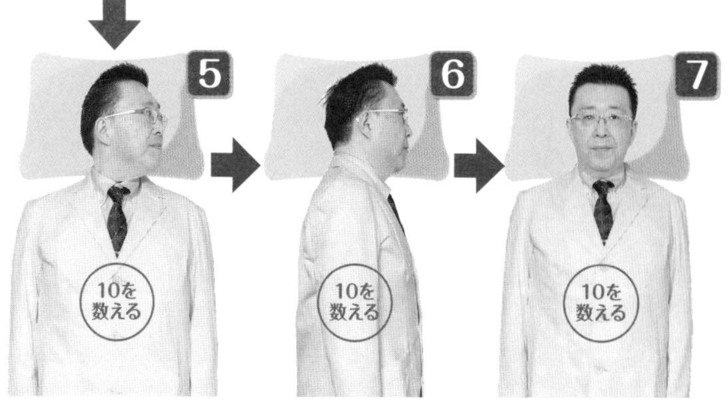

頭をそっと左に向けてゆっくり10まで数えます。

次に体ごと左に向けて、ゆっくり10まで数えます。

体をあお向けに戻して、ゆっくり10まで数えます。

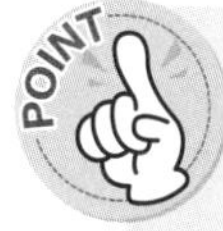

- 1日のうちで、起床時・就寝直後・眠るときの3回を目指します（1日1回からスタート）。1回3往復が目安です。
- 10秒ゆっくり数えます。
- どちらの耳が悪くても、体操を始めるときは必ず右から行います。

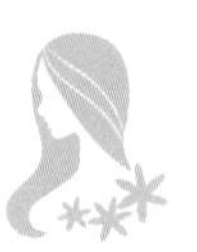

◆BPPVリハビリ体操　特別レッスン②
座位ヘッドチルトホッピング

外側半規管型BPPV（良性発作性頭位めまい症）のクプラ型の症状を改善します。耳石を半規管に移行させ、耳石器に戻すための体操です。

こんな症状に効くリハビリ！

- ▶ 布団から起き上がるときにめまいを感じる。
- ▶ 寝返りをするとめまいがする。
- ▶ 上を向いたときに天井がぐるぐる回るように感じる。

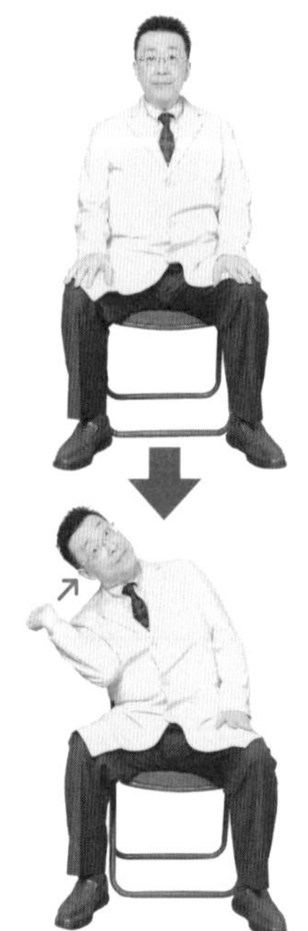

1 イスに座り体を安定させる

イスに座り両手を膝に載せて正面を向き、足は肩幅より少し広めに開きます。

2 頭だけ横に倒して手根で軽く打つ

体は動かさずに正面を向き、頭だけ右横に倒したら、頭を右手の手根の部分でコンコンと軽く打つようにします。

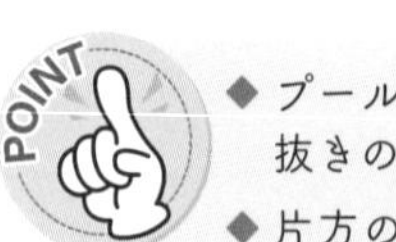

- ◆ プールで耳に水が入ったときの水抜きのイメージで行います。
- ◆ 片方の耳だけが悪くても、両方の耳に同じように行います。
- ◆ イスに座り体を安定させ、動かすのは頭だけで体は正面を向いたまま。
- ◆ 1日に右10回＋左10回の1セット・3回を目指します。

※ヘッドチルトホッピング（山中ホッピング法）は奈良県立医科大学耳鼻咽喉・頭頸部外科学准教授・山中敏彰先生が考案されました。

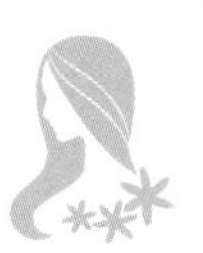

◆BPPVリハビリ体操　特別レッスン③

立位ヘッドチルトホッピング

座位で行うよりも、耳石を半規管に移行させる効果が高い方法です。

❗こんな方はご注意を！

▶この「立位ヘッドチルトホッピング」は、膝の悪い方や、腰に痛みを感じる方であれば、右ページの「座位ヘッドチルトホッピング」をおすすめします。

壁に右手をついて立ち、左足を上げる

転倒しないように壁を支えにして、太ももが床と平行になる高さまで左足を上げます。

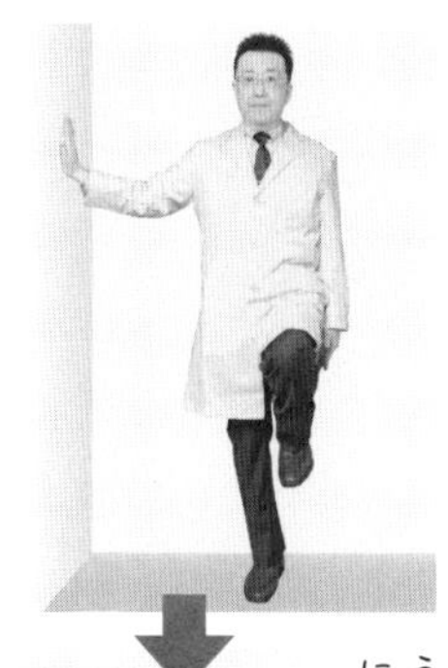

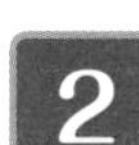

首を右に傾けて、右足で何度かホッピングする

壁を支えにして、頭を傾けたまま右足だけで軽く何度かホッピングします。左側を行う場合は、壁につく手を左手に変えて、同様に行います。

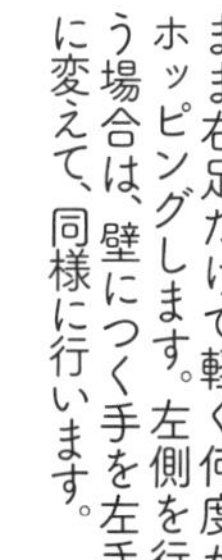

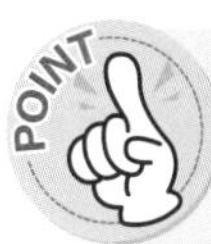

◆プールで耳に水が入ったときの水抜きのイメージで行います。

◆片方の耳だけが悪くても、両方の耳に同じように行います。

◆壁などにしっかり手をついて、不安定にならないようにします。

◆左右10回のジャンプを1セットに、1日1回からスタート、3回を目指します。

◆BPPVリハビリ体操　特別レッスン④

自分で行うエプレ法

医師から良性発作性頭位めまい症（後半規管型：寝起き型）と診断されて、体操の許可が出た人のみ行います。

　医師から良性発作性頭位めまい症（後半規管型：寝起き型）と診断されて、体操の許可が出た人だけが自分で行う体操です。半規管に入った耳石を卵形のうに戻すことが目的。体操は態勢を変えながら、秒数を守って行います。左右どちらの耳が悪いかによって、体操の向きを変えます。

こんな症状に効くリハビリ！

- ▶体を横に倒したときに「グルグル」「フワフワ」とめまいがする。
- ▶夜、寝ようとして枕に頭がついたときにめまいがする。
- ▶後半規管に浮遊耳石があり、めまいなどの症状がある。

1

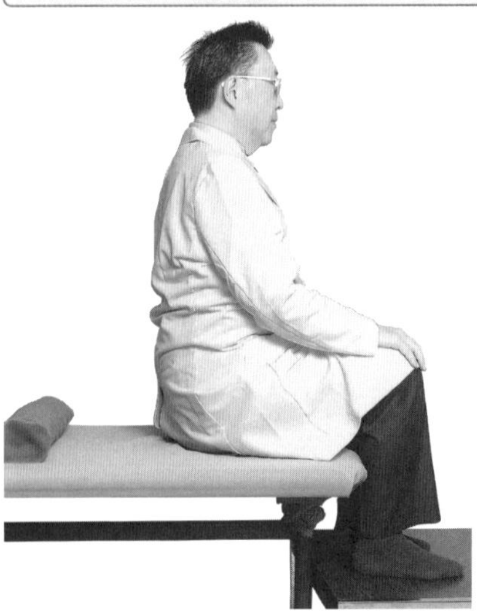

ベッドの上に座ります。

右耳が悪い場合

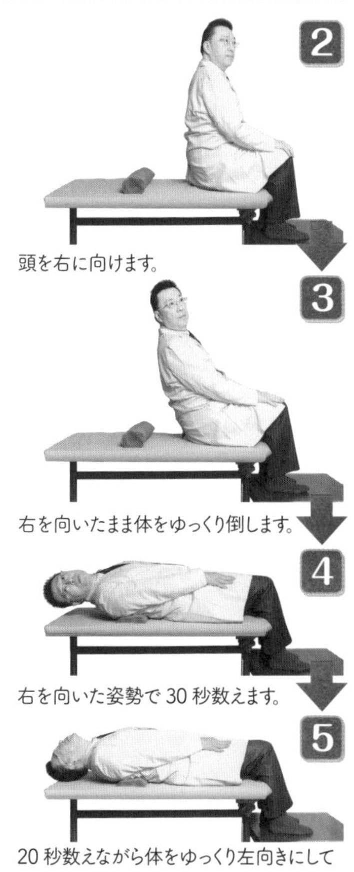

2

頭を右に向けます。

3

右を向いたまま体をゆっくり倒します。

4

右を向いた姿勢で 30 秒数えます。

5

20 秒数えながら体をゆっくり左向きにしていきます。

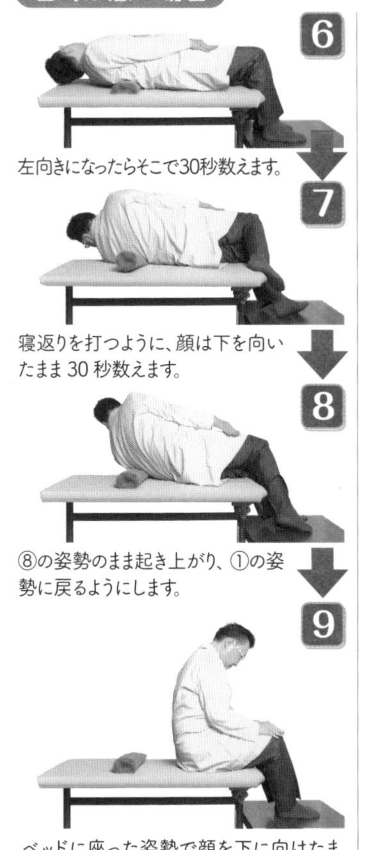

6

左向きになったらそこで30秒数えます。

7

寝返りを打つように、顔は下を向いたまま 30 秒数えます。

8

⑧の姿勢のまま起き上がり、①の姿勢に戻るようにします。

9

ベッドに座った姿勢で顔を下に向けたまま、ゆっくり 100 秒数えます。

左耳が悪い場合はこの体操と反対の方向で行います。

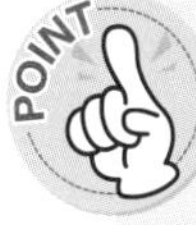

- ◆ 65 歳以上で特に女性の方は、就寝の際にすいこまれるめまいがしたら、エプレ法が有効です。
- ◆ 1日1回寝る前に行い、最低4日間続けて行うようにします。

◆BPPVリハビリ体操　特別レッスン⑤

グフォーニ法

医師から良性発作性頭位めまい症（外側半規管結石症）と診断されて、体操の許可が出た人のみ行います。

こんな症状に効くリハビリ！

- 寝返りをするとグラッとしためまいを感じる。
- BPPVといわれ、寝返りを打つ時にめまいがする方で、悪いほうの（左右の）サイドが分かればグフォーニ法を。分からない場合は特別レッスン①の「寝返り」を行います。

1

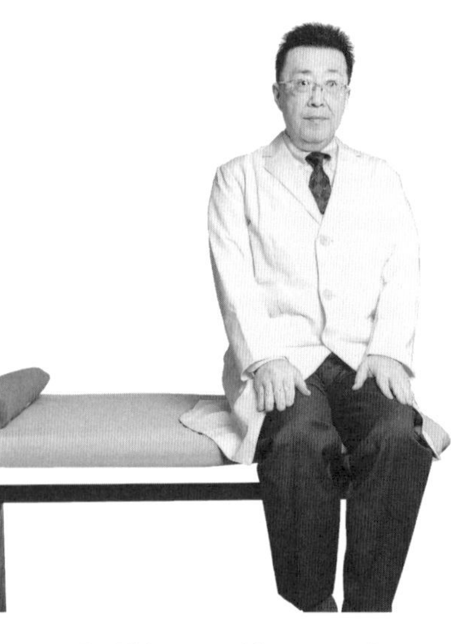

ベッドの左端に正面を向いて腰掛けます。

医師から良性発作性頭位めまい症（外側半規管結石症）と診断されて、体操の許可が出た人だけが自分で行う体操です。ベッドに腰掛けてから横になり、顔を横と斜め前方に向けたまま、それぞれ2分間保ちます。朝と夜の1日2回実施。首や腰が悪い人は行わないようにします。

左グフォーニ法（右耳が悪い場合）

1 ベッドの右端に正面を向いて腰掛けます。

2 左側にゆっくりと倒れて、そのままの態勢で2分間保ちます。

3 首を前に回して45度下を向き、そのまま2分間保ちます。

4 ゆっくりと体を起こしていきます。

5 元の座る姿勢に戻ります。

右グフォーニ法（左耳が悪い場合）

2 右側にゆっくりと倒れて、そのままの態勢で2分間保ちます。

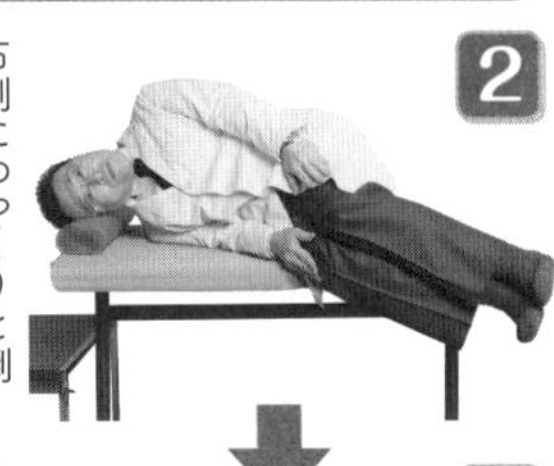

3 首を前に回して45度下を向き、そのまま2分間保ちます。

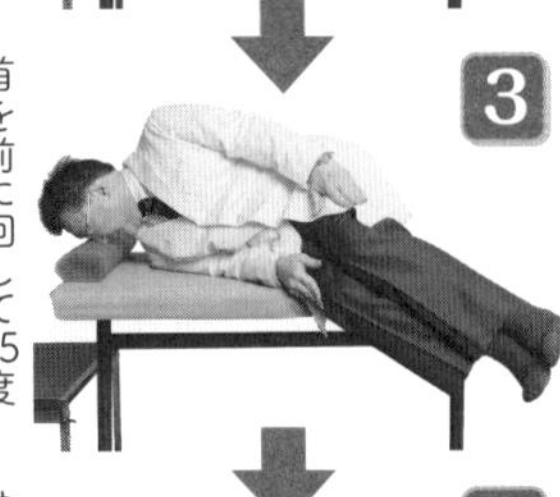

4 ゆっくりと体を起こしていきます。

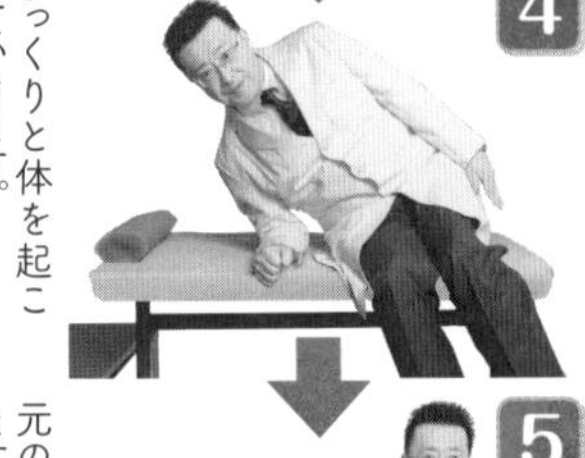

5 元の座る姿勢に戻ります。

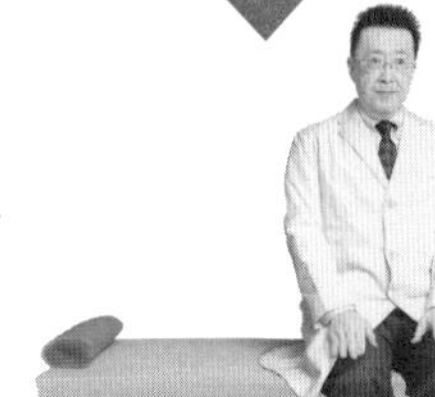

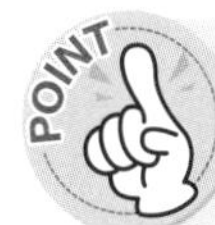

◆ 朝と夜寝る前など、時間を空けて1日2回行います。

◆ 首や腰が悪い人は行わないようにします。

◆ どちらの耳が悪いか分からない場合は、114ページの「寝返り」を行います。

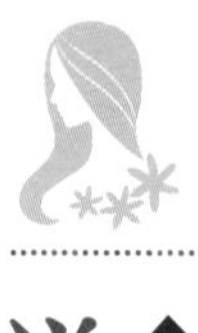

◆BPPVリハビリ体操　特別レッスン⑥

逆グフォーニ法

外側半規管型BPPV（良性発作性頭位めまい症）のクプラ型の症状を改善します。耳石を半規管に移行させ、耳石器に戻すための体操です。

こんな症状に効くリハビリ！

- ▶ 良性発作性頭位めまい症が繰り返し起こり、なかなか治らない。
- ▶ BPPVで寝返りを打つ時、なかなか治らないなら逆グフォーニ法がおすすめ。また、特別レッスン②③のヘッドチルトホッピングも併用してください。

1

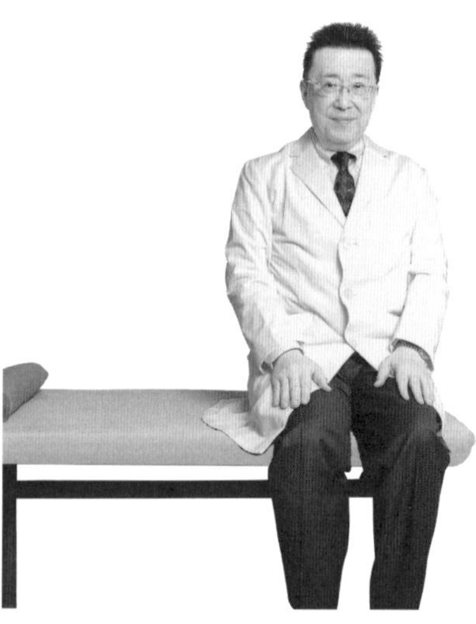

ベッドの左端に正面を向いて腰掛けます。

医師から外側半規管型BPPV（良性発作性頭位めまい症）のクプラ型と診断され、めまいを頻繁に繰り返す人のための体操です。ベッドに腰掛けてから横になり、顔を横と斜め後方に向けたまま、それぞれ2分間保ちます。斜め後方に向けたときは、しっかりと天井を見るのがポイント。

左耳が悪い場合

1

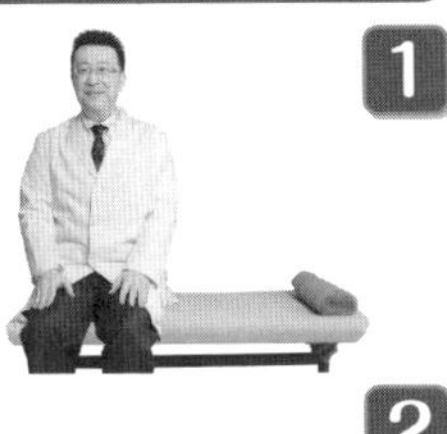

ベッドの右端に正面を向いて腰掛けます。

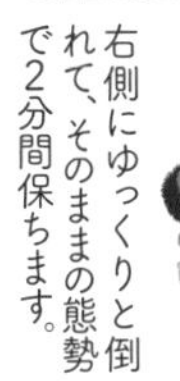

2

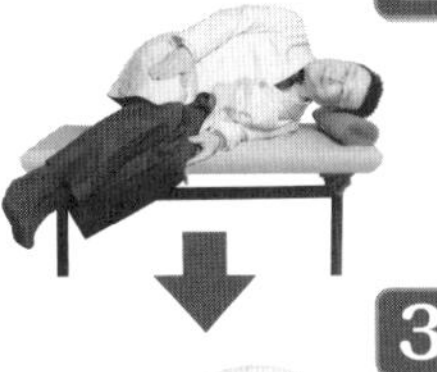

左側にゆっくりと倒れて、そのままの態勢で2分間保ちます。

3

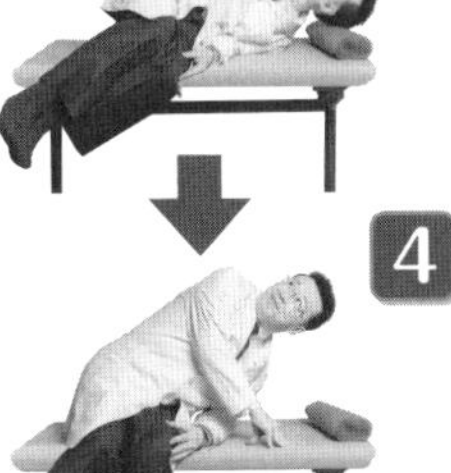

首を後ろに回して45度上を向き、そのまま2分間保ちます。

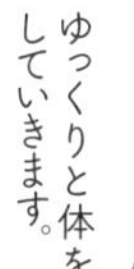

4

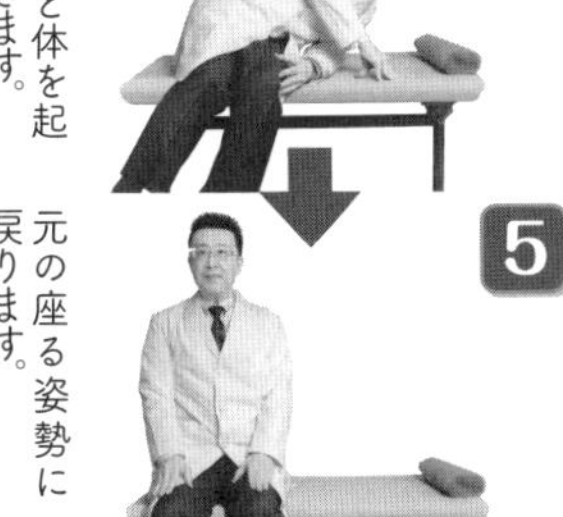

ゆっくりと体を起こしていきます。

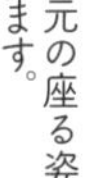

5

元の座る姿勢に戻ります。

右耳が悪い場合

2

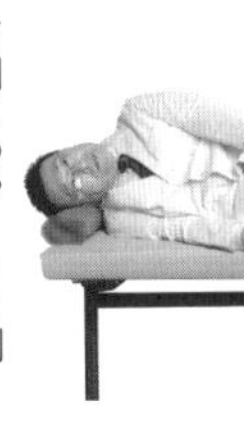

右側にゆっくりと倒れて、そのままの態勢で2分間保ちます。

3

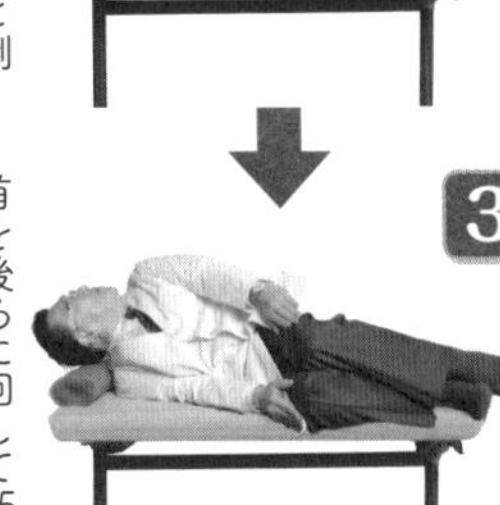

首を後ろに回して45度上を向き、そのまま2分間保ちます。

4

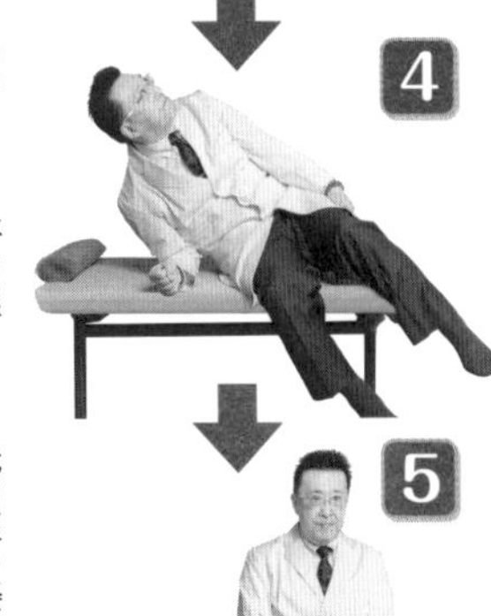

ゆっくりと体を起こしていきます。

5

元の座る姿勢に戻ります。

- 朝と夜寝る前など、時間を空けて1日2回行います。
- 首筋に痛みを感じても、しっかりと天井を向くことが大事です。ただし、首や腰が悪い人は行わないようにします。

Column 05

100点満点の回復ではなく70点でも大丈夫

めまいリハビリ体操を行うことで、次第に症状が改善していきますが、平衡機能を100%回復させるのは難しいといえます。今の状態を点数で表したときに50点だとすると、その状態から60点、70点に上げていくことは可能です。めまいに悩むのは真面目な性格の人が多く、100点を目指そうとします。しかし、現状よりもずっと症状が良くなり、生活のつらさが軽減できれば、70点でもいいのではないでしょうか。

人は年齢を重ねていくうちに、体に不調が出てきます。「ときどきめまいを感じるけれど、趣味も楽しめているから、まあいいか」というように、前向きに考えるようにしましょう。

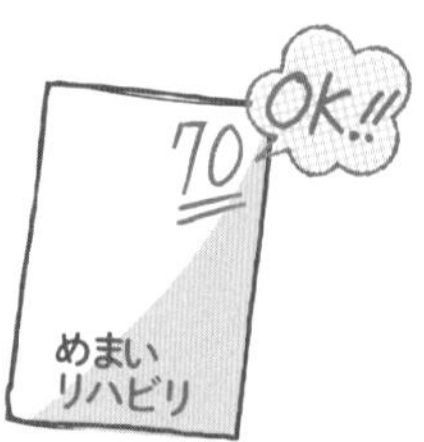

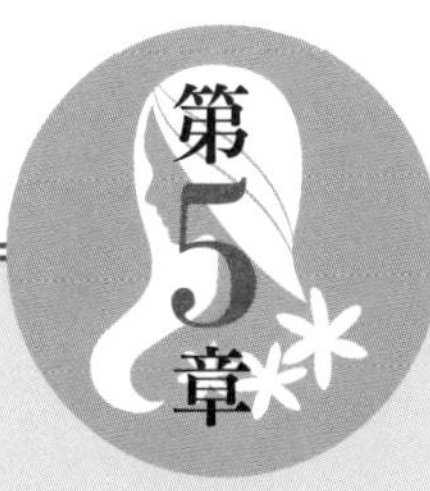

生活習慣を変えてめまいを予防・改善する

つらいめまいの改善には、
ふだんの生活習慣を変えていくことも大事です。
何気なく済ませている日頃の生活習慣を
ちょっとした意識で変えていくことで、あなたのめまいは
きっと解消されていきます。

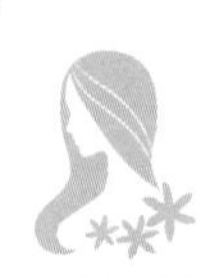

めまいの前兆7つを覚えておこう

これまでめまい患者さんの治療をしてきて分かったのが、多くの患者さんが〝めまいが起こりそう〟なときにめまいの前兆を感じていたことです。人それぞれで前兆の症状は違いますが、**代表的なめまいの7つのサイン**を覚えておきましょう。

1　耳鳴りや耳が詰まった症状がいつもより強い
2　気分がすぐれずに軽いむかつきがある
3　頭の後ろのほうが重い
4　いつもより首や肩のコリを感じる
5　電車、バスで乗り物酔いを感じる
6　体がフラフラふらついてしまう感じが強い
7　頻繁に生あくびが出る

◉めまいが起きる前の体調の変化を知ることができる

この7つの前兆のサインを参考に、自分の場合はめまいの前兆としてどのような不調が現れるかを知っておけば、めまいが起きることに前もって気づくことができます。

また、「前兆の症状が起きる前日は眠れなかった」「仕事が忙しくてストレスがたまってしまった」など、**体調の変化と一緒にそのときの生活をふり返ってメモに残すことで、自分のめまいの前兆をさらに把握することができるようになります。**

めまいの前兆と思われる症状を察知できれば、「車での外出」や「1人で行く買い物」などを計画していたとしても、中止して早めの処置が可能です。

たとえば、いつも「吐き気」などの症状が前兆に起こる人は、前兆の段階で内服薬を飲んで安静にしていれば、めまいの症状を軽く抑えられる場合があります。前兆の症状にもよりますが、めまいリハビリ体操ができる状況であれば、自分に合ったリハビリ体操を行ってみましょう。

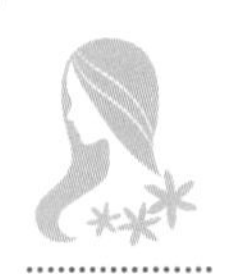

めまいを防ぐための暮らしの工夫

めまいリハビリ体操に取り組んでも、すぐにはめまいやふらつきが治らないこともあります。めまいやふらつきをなるべく起こさないようにするには、今の生活を見直すことが大事。なぜなら、日々の暮らしの中に、めまいやふらつきに影響を及ぼす良くない習慣があるかもしれないからです。

めまいを引き起こしやすい8つの要因として考えられるのが、左ページの「ストレス」「睡眠不足」「飲酒・喫煙」「気圧の変化」「体調不良」「人混み」「忙しく活動をする」「女性ホルモンの変化」です。これらがどうしてめまいやふらつきを引き起こすのか、それぞれに理由があります。

これらの要因を事前に把握して日々の暮らしを工夫すれば、めまいの予防や改善につながります。めまいの対処法に役立つでしょう。

めまいは生活習慣で予防・改善できる！

めまい・ふらつきに影響する生活習慣などがあります。
症状を軽減するために下記を参考にしましょう。

めまい・ふらつきに影響するもの

ストレス	職場の人間関係や家庭、子育てなどの悩みが原因でストレスを抱えてしまうと、それがめまいの原因に（130ページ参照）。
睡眠不足	睡眠時間が足りないと体に不調が起きやすく、めまいやふらつきの原因にもなります。睡眠時間を十分に確保できるようにします。
飲酒・喫煙	アルコールを飲むと小脳の働きをアルコールが抑制し、タバコに含まれるニコチンは内耳の血管を収縮させてめまいを引き起こします。
気圧の変化	低気圧や寒冷前線の接近時に耳の内耳が気圧の変化を感じ取り、めまいが起こりやすくなります。耳が詰まった感じがしたら要注意。
体調不良	風邪を引くと発熱や頭痛などの体調不良からめまいを起こしやすいため、風邪の予防をしっかり行います。
人混み	人混みでは目や頭を左右に動かして周りの状況を把握しようするため、心身ともに疲れます。人混みはなるべく避けるようにします。
忙しく活動をする	多忙を極めると体に負担がかかり、一段落した後に疲れとともにめまいが生じることがあります。がんばり過ぎないことが大事です。
女性ホルモンの変化	女性は閉経後に女性ホルモンの分泌が減ります。女性ホルモンのバランスの乱れが、めまいの原因になる場合があるのです。

めまいの大敵はストレス

めまいに影響する要因として一番気をつけたいのが精神的なストレスです。たとえば、職場の人間関係や家庭、子育てなどの悩みでストレスを抱えると、めまいを引き起こす大きな要因に。ストレスで眠れなくなったり食欲が落ちれば体調不良につながり、めまいの頻度も増えてしまいます。ストレスから気持ちが落ち込み心に影響してしまうと、38ページでも触れたストレスが原因の病気「メニエール病」を発症する恐れもあるのです。ストレスをためないように、悩みは1人で抱え込まずに誰かに聞いてもらいましょう。趣味を持ったり、友だちと会話をするだけでも心の状態は違ってきます。

心を元気に保てなくなる原因には「セロトニン」という脳内物質の減退もあります。セロトニンを作る成分トリプトファンを含む乳製品、大豆製品、赤身の肉、魚を食事に取り入れ、牛乳やココア、ハーブティーなどを飲んでリラックスすれば精神状態が安定します。

めまいによって生じるストレスにも要注意！

ストレスや心に問題を抱えている人は、
めまいのチェックリストやチェックシートで確認することが大事です。

あなたのめまいストレスチェックシート

1つでも該当する項目があるなら、ストレスがたまっています。

- □ めまいのためにストレスがある
- □ めまいのために1人での外出や留守番が怖い
- □ めまいのために人前に出るのが不安だ

あなたのめまい不安・うつチェックシート

該当する項目が、Aが2つ以上の方は、心がかなり疲れています。Bが2つ以上の方は、ストレスを通り越して少しうつ状態が心配されます。

A

- □ めまいのために人目が気になり、いつも緊張する
- □ めまいのために集中力がない、疲れる
- □ めまいのために家族や友人との関係が悪くなった

B

- □ めまいのせいで考えがまとまらない
- □ めまいで気分が落ち込みやすい
- □ めまいのせいで悲しい、途方に暮れる

めまいやふらつきで骨折しないために骨粗しょう症の予防を

骨粗しょう症は、閉経後に女性ホルモンの変動から女性に多く見られ、骨量の低下から骨がもろくなる病気です。めまいの患者さんの骨密度を調べた研究から、めまいの患者さんは骨粗しょう症の有病率が高いことが分かりました（左ページ図参照）。めまいで転倒したときに骨折するのを防ぐには、骨を強くする食材を積極的に摂ることです。

骨を強くする栄養素に「たんぱく質」「カルシウム」「ビタミンK」「ビタミンD」の4つがあります。「たんぱく質」は必須アミノ酸を含む動物性たんぱく質の鶏のむね肉や豚の赤身、魚のまぐろなどを摂ることが望ましいです。「カルシウム」を含む食品は、小魚、乳製品（牛乳、ヨーグルト）やサバ缶など。また「ビタミンD」は干ししいたけ、鮭や卵、きくらげ、さんまやうなぎに多く、「ビタミンK」は納豆や緑黄色野菜に含まれています。これらの栄養素が含まれている食材を積極的に食事に取り入れることをおすすめします。

骨粗しょう症とめまいの関連はある？

新井Dr. がめまい患者を対象に骨粗しょう症の有病率を調べたところ、骨粗しょう症の患者が多いことが分かりました。

新井 Dr. が調べためまい患者における骨粗しょう症の有病率

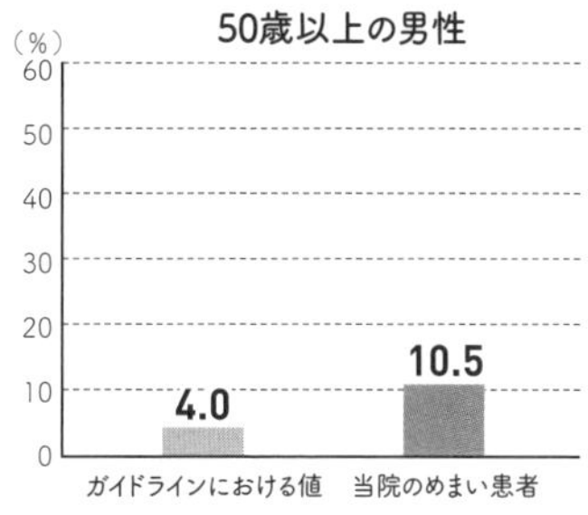

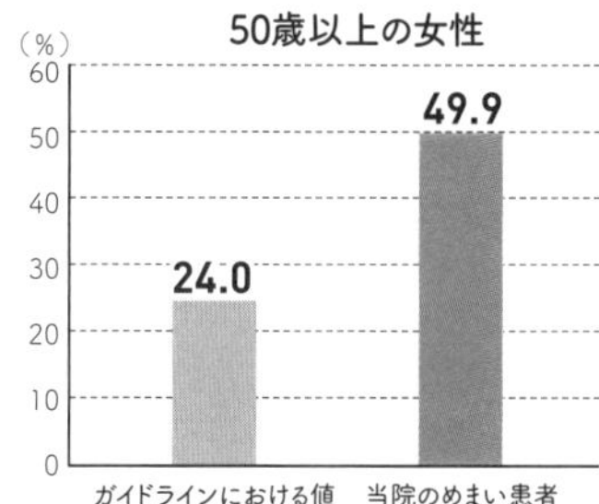

めまいの入院患者 1,211 人を対象に骨密度を調査。50 歳以上でめまいの症状がある人の骨粗しょう症の有病率は、男女とも通常の人の有病率に比べて2倍以上に上りました。

めまいを防ぐには骨密度を上げよう

骨密度を上げる食材

鶏のむね肉、牛乳、ヨーグルト、サバ缶、きくらげ、納豆、小松菜などの食材をバランスよく食事に取り入れます。

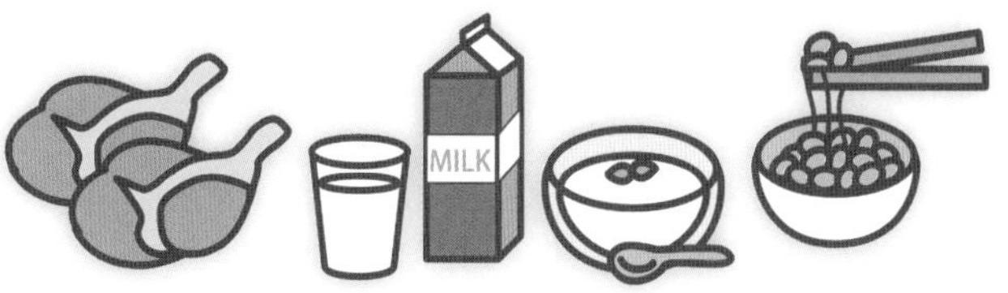

入浴と運動でめまいを予防する

入浴はお湯に浸かることで、血行を良くして体の疲れを取るのに欠かせないものです。しかし、めまいやふらつきがある人は、入浴自体に不安を感じるようです。足元がおぼつかないので滑ってしまうのではないか、頭を前に倒して髪や顔を洗うときに、めまいを誘発するのではないかと心配する人もいます。浴室でめまいやふらつきが起きないように、左のような入浴時の配慮を忘れず行いましょう。

外出に気を配る患者さんも少なくありませんが、めまいの状態（発作が起きている急性期）が落ち着いてきたら、気分転換に運動を少しずつ取り入れてみてはいかがでしょうか。体を動かすことで全身の血流が良くなり、その結果、めまいと関係している耳の「内耳」の血流も良くなるため、症状の改善や予防が期待できます。運動は有酸素運動のウォーキングなどがおすすめで、自分の体調と相談しながら無理をせずに行うようにします。

入浴や運動で気をつけたいことは？

めまいの症状と関係性が深い入浴と運動。おすすめの入浴法やスポーツなどを知っておくことで予防や改善につながります。

入浴のときに気をつけること

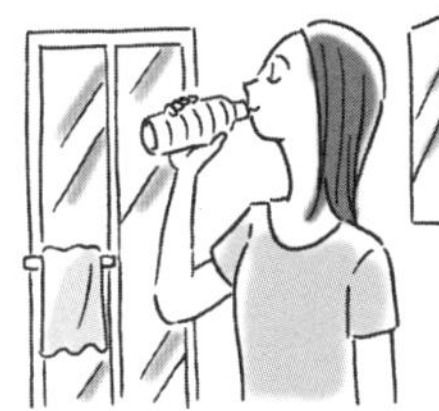

水分補給をしっかりと!

水分が十分取れていないと立ちくらみを起こすことがあるので、入浴前後に水分補給を行います。

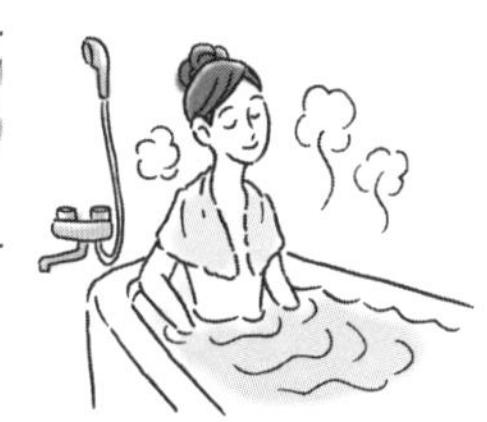

お湯の温度は40℃以下に

熱い湯に浸かると血圧が変動してめまいを引き起こす原因に。設定温度は40℃以下で半身浴がおすすめ。

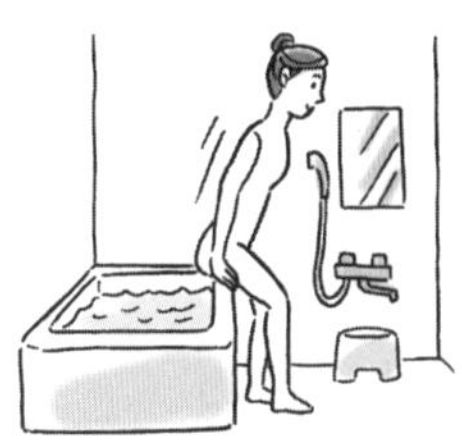

湯船からゆっくり立ち上がる

湯船から急に立ち上がると立ちくらみが起きやすいので、湯船に腰掛けたり、手すりにつかまりながらゆっくりと。

おすすめのスポーツとやってはいけないスポーツ

めまいの状態が落ち着いてきたら、気分転換に運動を少しずつ取り入れてみるのもおすすめですが、やって良いスポーツとそうでないものがあることを知っておきましょう。

▶ おすすめのスポーツ

ウォーキングや軽めのジョギングなどの有酸素運動がおすすめ。球技は激しい動きのものは避けて体調と相談を。

▶ やってはいけないスポーツ

水圧のかかるスキューバダイビングや、気圧の変化を受ける登山などは、めまいが起きやすいので行わないようにします。

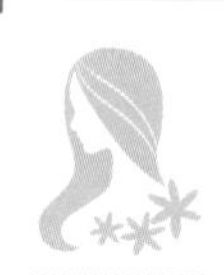

めまいによる不眠を解消する方法

めまいの症状を訴える患者さんに共通しているのが「**睡眠障害**」です。睡眠障害の人は布団に入ってもなかなか寝つけなかったり、睡眠が浅くて夜中に何度も目を覚まします。睡眠の質が悪いため、日中も眠気が襲ってきたり体の疲れが取れないこともあるのです。めまいの症状を持っている人に睡眠について調査した結果があります。めまいの症状で入院している117人の男女を対象に、睡眠時間について調査を行いました。**結果は女性は8割、男性は7割以上が不眠症**と診断されたのです。この調査結果から、めまいと睡眠は関係が深いことが分かりました。

良い睡眠を取ることが、めまいの改善につながります。寝る前によく眠れるような環境作りをして、眠りの質を高めることが大切。リラックスできる飲み物を飲むなどの一方で、温かいものは寝る直前は不眠につながることがあるので控えましょう。

めまいのある人の多くが不眠症に悩まされている

めまいの症状がある人は不眠に悩まされる傾向があります。
良い睡眠を得るために自分で工夫をすることが大切です。

新井Dr. の病院での調査では…

めまいで入院した人の

女性　8割
男性　7割
の人が
不眠症

めまい患者の人には入眠障害を持つ人がとても多い

不眠症（入眠障害）を改善するために…

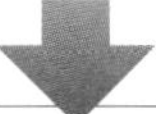

- 重度のときは睡眠導入剤も…
- ハーブティーやホットミルクなどを飲んでリラックス（寝る直前はNG）
- やすらぐ音楽を聴いてリラックス
- 寝る前に軽いストレッチ運動を

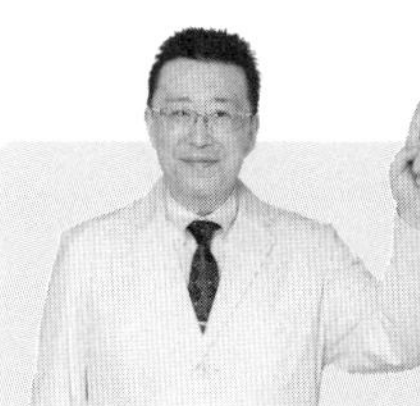

新井先生のPOINT！

床についたら、悩まず考えずに、眠ることに集中しましょう！

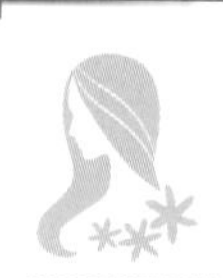

立ちくらみの多い女性におすすめの生活習慣は？

座った状態から立ち上がったとき、ふらついて「立ちくらみ」がする症状は**起立性調整障害**によるもので、女性に多いことで知られています。自律神経の機能の低下が原因で、血液が頭のほうにまで行きわたらず、下半身の足にたまってしまいます。症状は「血圧が低く1年中手足が冷えている」「顔色が青白い」「頭痛や腹痛を伴う」「乗り物に酔う」などが挙げられます。症状は午前中に起きやすく午後になると少しずつ落ち着いてきます。

この場合、**体の平衡機能に問題があるわけではない**ので、生活習慣で症状を改善します。自律神経の働きを良くするために、朝は朝食をしっかり摂り、時間があるときは朝、シャワーを浴びたり湯船につかったりします。肌から温度刺激が得られる乾布まさつもおすすめです（左図参照）。また血圧が低い女性は「メニエール病」や「低音障害型感音難聴」などを伴っていることがあります。同じ改善方法を行えば症状が軽減できるでしょう。

女性の立ちくらみは「起立性調整障害」

女性の立ちくらみは、めまい体操より生活習慣で改善するのが効果的です。おすすめの生活習慣を紹介します。

乗り物酔いしやすい…
血圧が低く、1年中手足が冷たい
顔が青白く、頭痛や腹痛を伴うことも…
生理痛とは違う腰痛も…

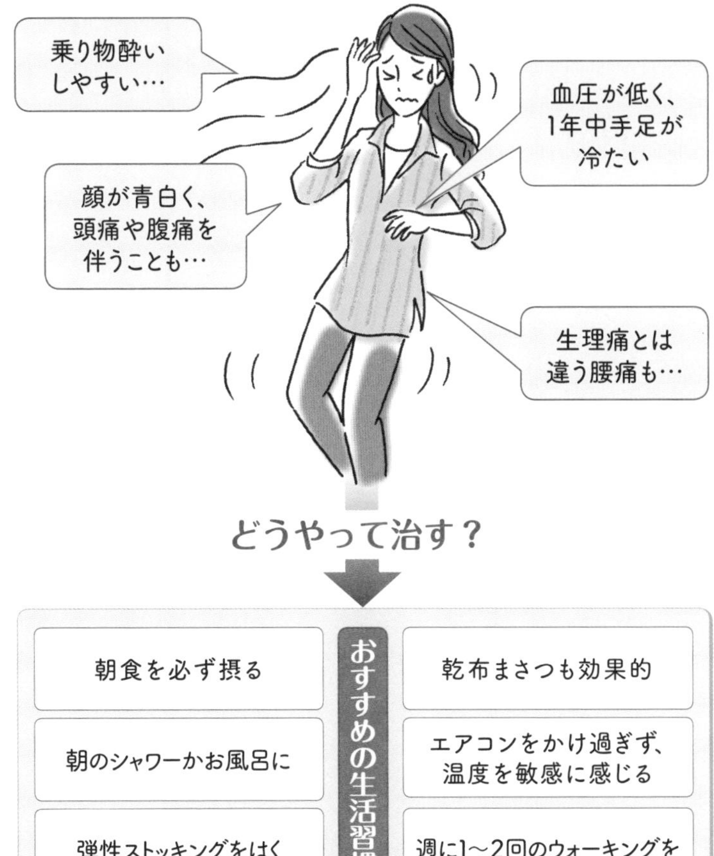

どうやって治す？

おすすめの生活習慣

- 朝食を必ず摂る
- 朝のシャワーかお風呂に
- 弾性ストッキングをはく
- 乾布まさつも効果的
- エアコンをかけ過ぎず、温度を敏感に感じる
- 週に1〜2回のウォーキングを

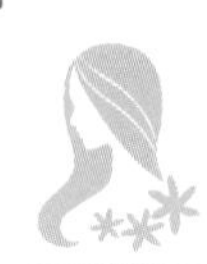

めまいが起きたときの対処法

突然、自宅や外出時にめまいが起きることがあります。どちらの場合でも、慌てずにイスに腰掛けたり、ソファなどに体を横にして安静を保つようにします。体を締め付けているベルトや下着などがあるときはゆるめます。頭はなるべく動かさずに、楽な体勢が取れるようにして、呼吸は深呼吸をするようにゆっくりと行うように。体を横たえるときは悪いほうの耳を上にして、万が一、嘔吐したときでも気管に嘔吐物が入るのを防ぎます。

外出時にめまいの発作が起こったときは、周りの人に協力してもらうことも必要です。危険のない座れる場所を見つけて誘導してもらいます。座る場所は日なたより、日陰のベンチで、30分程度安静にして休みます。このとき常備薬や酔い止めの薬を所持していたら、すぐに服用。安静にしていても、なかなかめまいが治らなかったり、激しい嘔吐が続くときは受診が必要です。我慢せずに病院に行きましょう。

めまいが起きたときはまず安静を

外出時にめまいの発作が起こったら、周りの人に協力してもらうことも必要。安静にしていても治らないときは、我慢せずに病院に行きましょう。

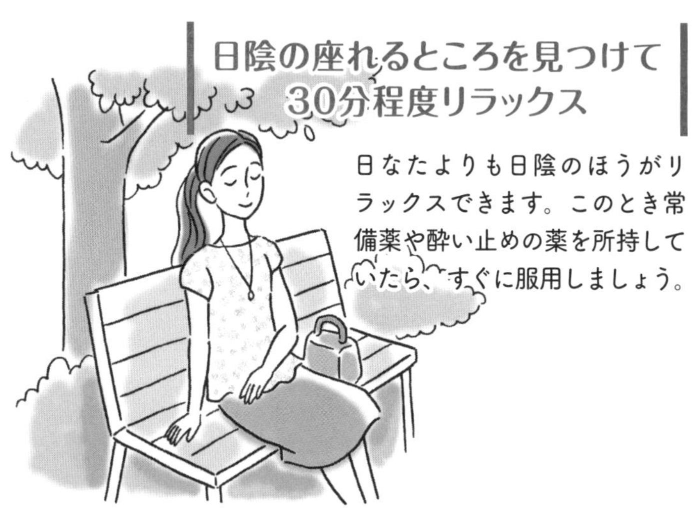

日陰の座れるところを見つけて30分程度リラックス

日なたよりも日陰のほうがリラックスできます。このとき常備薬や酔い止めの薬を所持していたら、すぐに服用しましょう。

体を締め付けているベルトやネクタイ、ボタンはゆるめる	横になれるようなら、頭を動かさずにして安静に	薬が飲める状態なら、ゆっくりと服用を。吐き気があれば水分補給だけに

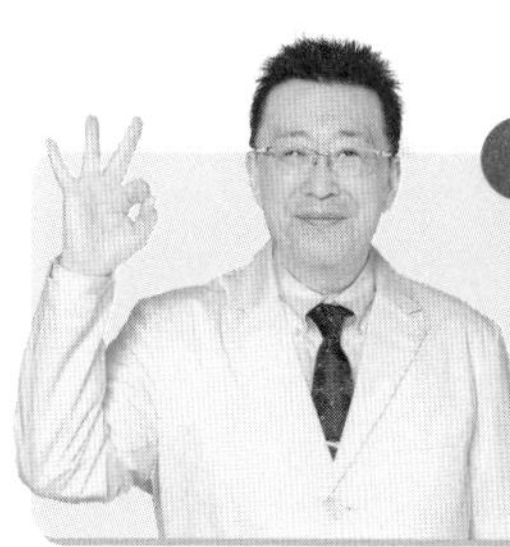

新井先生のPOINT!

普通のめまいは、しばらく安静にしていれば治りますが、激しいめまいがなかなか治まらないようなときや、嘔吐が激しいときはすぐに病院に行きましょう。

Column 06

めまいがあっても日常生活を上手く送るために

日常生活を送るうえでは、めまいと共存していくことになります。そのためにも、めまいのつらさや症状を同居する家族や職場の人などに理解してもらうことが大切です。めまいは加齢のほかに、ストレスや過労などによっても引き起こされるからです。

めまいの症状は、自分から周りの人に伝えなければ分かってもらえません。今の状態を話して理解してもらいましょう。悩みや不安があっても一人で抱え込まずに、「めまい・ふらつき友だち」を見つけて情報を共有しながら、一緒にめまいに取り組むのもおすすめです。(158ページのような記録表を活用しましょう)

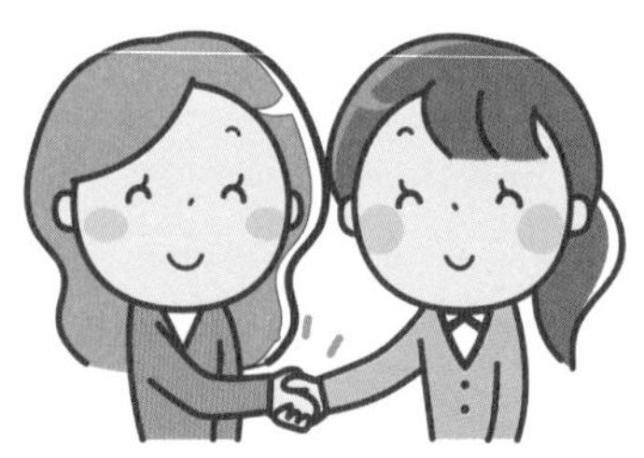

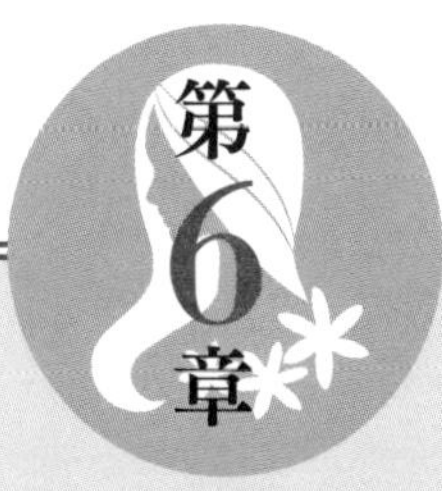

第6章 食事を変えてめまいを予防・改善する

めまいの予防・改善に必要なものとして、
生活習慣のなかでも食事が重要な要素を占めます。
めまいとお酒の関係は？
また、めまいを防ぐために摂ると良い栄養素は？
ふだんの食事に気を配り、めまいを解消しましょう。

めまい予防には塩分を控える

日本人は塩分の摂取量が多いといわれています。和食としてしょうゆやみそなどを好むため、塩分の使用量が増えてしまうのです。味付けの濃い外食やファストフードなどを頻繁に利用することも、塩分の過剰な摂取につながっています。

塩分の摂り過ぎが原因で血圧が上がれば高血圧になります。高血圧をそのままにしていると、動脈硬化に進行して全身の血流が悪くなり、体の末端に血液が行き届かなくなります。**耳の内耳にも血流障害が生じて、めまいや耳鳴りなどを起こしやすくなるのです。**そのため、メニエール病には減塩が必要です。

厚生労働省の「日本人の食事摂取基準（２０２０年版）」によれば、１日の塩分摂取量の目標値は男性が７・５g、女性が６・５g。ところが実際には１日に平均して男性は10・８g、女性は９・１gもの塩分を摂取しています（厚生労働省「平成30年国民健康・栄養調査」）。だしやスパイスなどを上手に利用して、減塩を心がけることが大事です。

◉お酒とめまいの関係は？

ビールや日本酒などのアルコールを飲むと、目が回るように感じたり足元がおぼつかなくなることがあります。これはアルコールを摂取したことで、小脳の機能が低下してバランスを保てなくなった状態です。めまいを起こしやすい人の場合、ふらつきが強まってしまうことがあります。また、体内に入ったアルコールが血流に乗って内耳のリンパ液に到達すると、リンパ液との比重の違いからアルコール性のめまいを引き起こすことがあります。ですから、めまいが起きているときや体調が悪いときは、アルコールは厳禁です。

その一方で、アルコールはリフレッシュ作用やコミュニケーションを活発にする効果があります。めまいが起きていない健康なときであれば、たしなむ程度に週に1～2回程度なら飲んでもいいでしょう。アルコールには利尿作用があるため、メニエール病の人にはコップ1杯ほどのビールは効果的だといわれています。

野菜やきのこ、海藻の食物繊維もめまいに良い？

食物繊維には、コレステロールが体内に吸収されるのを抑えて、体の外に排出させる効果があります。そのため、コレステロールが血管壁に沈着して動脈硬化に進行するのを防いでくれます。食物繊維を摂ると便通が良くなり、腸内細菌の働きも活発になります。食物繊維は腸の中で消化されるときに、消化や吸収のスピードを緩やかにする作用もあるのです。**食物繊維を摂れば急激な血糖値の上昇を抑えられる**ため、血管が傷つきにくくなり動脈硬化を防ぐことができます。

動脈硬化が起きると、血管のしなやかさが失われて血流が悪くなってしまいます。反対に、動脈硬化を防ぐことができれば内耳の血流もスムーズになります。**酸素や栄養素が内耳に十分に行きわたり、めまいを防ぐことにつながる**のです。毎日の食事で食物繊維が多く含まれる野菜やきのこ、海藻などを十分に摂るようにします。

コレステロールを減らす食材が内耳の動脈硬化を防ぐ

めまいを予防するには、いつまでもしなやかな血管を維持することが必要です。食物繊維が重要な働きをします。

食物繊維の摂取

コレステロールを減らして内耳の動脈硬化を防ぐ効果

食物繊維を多く含む食材を摂ろう!

野菜

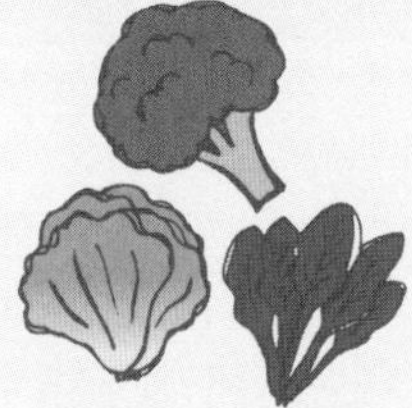

ブロッコリーは食物繊維が豊富で、βカロテン、ビタミンCなども含みます。にんじんは皮に食物繊維が多いので皮ごと料理します。

きのこ

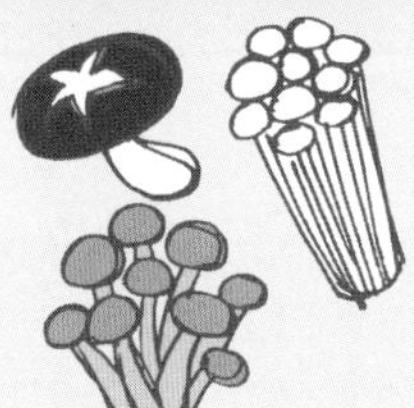

えのき、しいたけ、しめじなどさまざまな種類があります。きのこに含まれる食物繊維のβグルカンは免疫力を上げる働きもします。

海藻

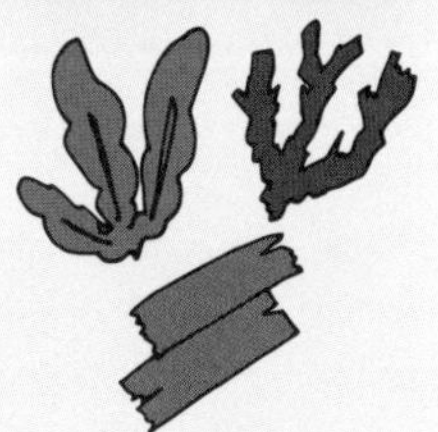

こんぶ、ひじき、わかめなどに含まれる食物繊維は脂質を含まず低カロリー。カルシウム、マグネシウムなどのミネラルも豊富です。

CHECK!

1日の食物繊維の摂取目標

➡男性19g以上・女性17g以上（18歳以上）

ブロッコリー、トマト、にんじんは活性酸素を抑制

生きていくうえで欠かせない酸素が体の中に入ると、化学変化を起こして「活性酸素」を発生させます。活性酸素はウイルスや細菌から体を守る働きがありますが、増え過ぎると健康な細胞を傷つけて、老化や病気を引き起こしてしまいます。生活習慣病や動脈硬化の原因になり、耳や脳などの健康が損なわれる恐れもあるのです。

活性酸素から身を守る働きを「抗酸化作用」といいます。人の体にも抗酸化作用が備わっていますが、その力は年齢とともに低下していきます。抗酸化作用を強化するには、食事から抗酸化成分を摂ることが必要です。抗酸化成分にはポリフェノール、リコペン、ビタミンC、ビタミンEなどがあります。これらの成分は野菜に豊富に含まれていて、特に摂取したいのはブロッコリー、トマト、にんじんなど。**野菜を十分に摂取することは、内耳や脳にとっても有益**でめまい予防につながります。

内耳の動脈硬化につながる活性酸素を抑える

活性酸素を除去して血管を生き生きとさせるには、
毎日の食事で抗酸化作用の強い食品を摂取することです。

過剰に発生した活性酸素

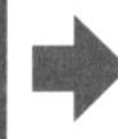

体を酸化させ、動脈硬化をもたらす

活性酸素の発生を抑える（抗酸化作用）食材を積極的に摂ろう！

ビタミンC・Eやポリフェノール・リコペンなどが豊富に含まれる食材＝ **野菜**

ブロッコリー

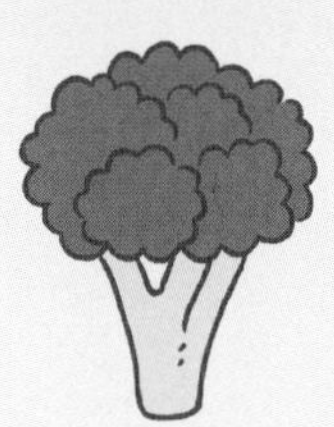

ビタミンCとE、ルテイン、βカロテンなど、さまざまな抗酸化成分を含みます。茎のほうが房の部分よりも栄養価が高いです。

トマト

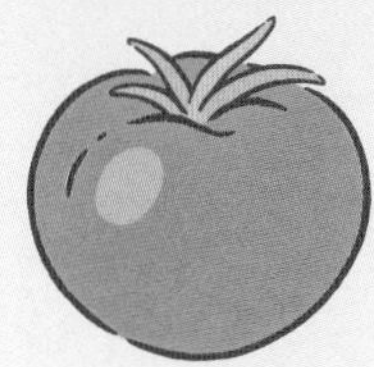

トマトに含まれる赤い色素リコペンは、強い抗酸化作用があり血流を良くします。リコペンは熱に強いので加熱調理にも向いています。

にんじん

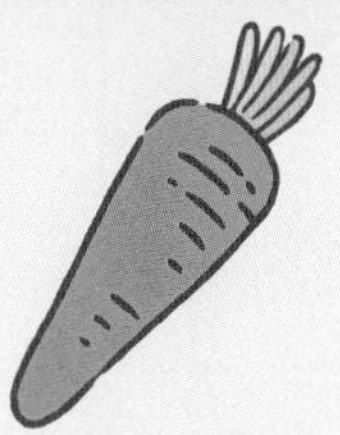

抗酸化作用の強いβカロテンを多く含みます。βカロテンは体内でビタミンAに変わり、免疫力を高めて皮膚や粘膜を健康に保ちます。

水をたくさん飲むことがメニエール病の治療のひとつ

メニエール病は38ページで触れたように、治療として「水を飲む」ことが行われます。なぜ、水を飲むことがメニエール病の治療になるのかというと、それにはホルモンの分泌が関係しています。

メニエール病は「内耳」の内リンパ液が過剰に増えて「内リンパ水腫」となり、水ぶくれのようにふくらみます。ふくらむ理由は、尿の排出を抑える「抗利尿ホルモン」が内耳にも作用して、内リンパ液の排出を妨げるからです。メニエール病の原因のひとつはストレスだといわれていますが、抗利尿ホルモンはストレスを感じると過剰に分泌される性質があります。ストレスからメニエール病になることで抗利尿ホルモンが過剰に分泌されると考えられています。水を多く飲めば体内に水が増えるため、脳が「水をためなくてもいい」と判断します。抗利尿ホルモンの分泌が減り、内リンパ水腫も改善されやすいようです。

水を飲んで内耳の内リンパ水腫を軽減する

脳に働きかけて抗利尿ホルモンの分泌を抑制することで、
内耳の内リンパ水腫を軽減させてメニエール病を改善します。

メニエール病
=
内耳の病気

自分自身がぐるぐる回るような回転性のめまいが繰り返し起こる病気で、同時に耳鳴りやめまいも生じます（38〜39ページ参照）。

メニエール病の治療には、水をたくさん飲むこと

水をたくさん飲むことで脳に「水をためなくてもいい」と認識させ、抗利尿ホルモンの分泌を抑えて内耳の水ぶくれを改善させる治療法です。

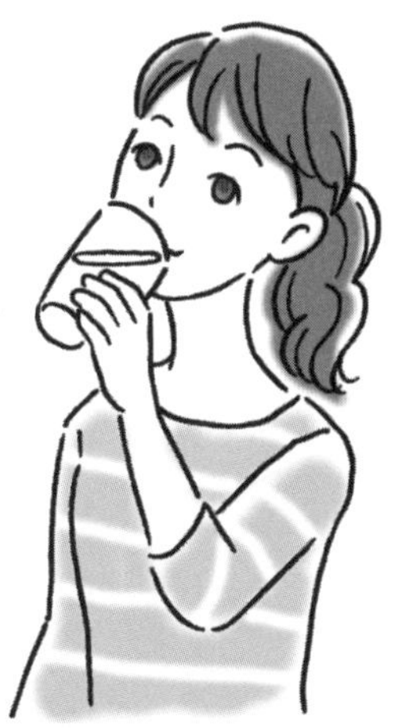

CHECK!

腎臓病や心疾患で水分制限がある方を除き
男性=1日 1.5ℓ ・ 女性=1日 1.2ℓ
を目標に水を飲もう！

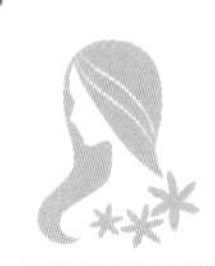

ポリフェノール、チラミンは片頭痛を悪化させる？

「片頭痛性めまい」（40ページ参照）は、食事で摂取する成分によって誘発されることがあります。**片頭痛性めまいを起こしやすいのはポリフェノールとチラミンという成分です。**

ポリフェノールは体内で発生した活性酸素を除去する抗酸化作用が強いので、老化や病気を防ぐ働きをしてくれます。けれど、ポリフェノールは血管を拡張する作用があり、脳の血管が拡張したときに周囲の神経が刺激されるため、片頭痛を引き起こす要因になってしまうのです。片頭痛性めまいを防ぐには、**ポリフェノールを多く含むチョコレートや赤ワインなどを避けるように**します。

チラミンは血管の収縮作用がありますが、その反動で血管が拡張するときに片頭痛を起こすことも。チラミンはピザなどに使われているチェダーチーズや、赤ワイン、ココアなどにも含まれます。チラミンを含む食品を控えることが片頭痛性めまいの予防になります。

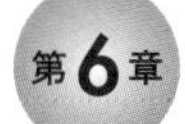

片頭痛が原因で めまいになった人は…

片頭痛は血管が拡張することで起きたり悪化したりします。
血管を拡張させる成分を摂取しないように気をつけます。

片頭痛が原因で
めまいになった人が
注意すべきは…

血管を拡張させる食材は
片頭痛を誘発する

血管を拡張させる食材は控えめに!

<ポリフェノール・チラミンなど>

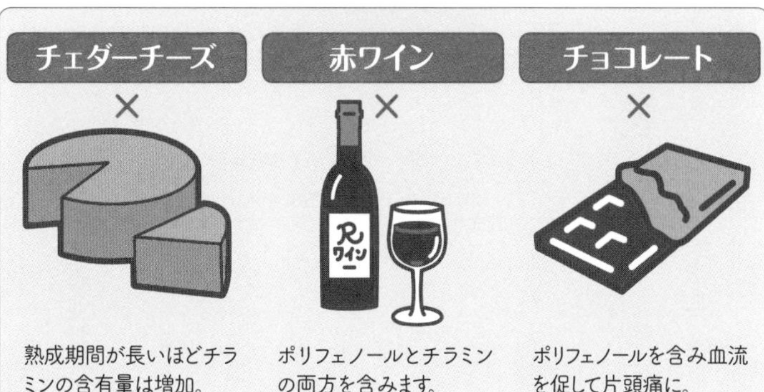

熟成期間が長いほどチラミンの含有量は増加。

ポリフェノールとチラミンの両方を含みます。

ポリフェノールを含み血流を促して片頭痛に。

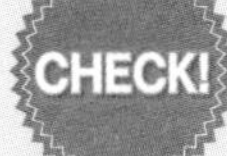

緑茶やコーヒーは片頭痛に良い!

めまいやふらつきに良い食事は？

めまいやふらつきを起こしやすい人が特に気をつけたい疾患は、「動脈硬化」と「骨粗しょう症」です。めまいやふらつきを防ぐには耳や脳への血流を良くする必要があります。そのためには動脈硬化を予防して、血管をしなやかに保つことが大事です。これまで触れたように、食物繊維や抗酸化作用のある成分の摂取が欠かせません。

ＢＰＰＶの患者さんは、骨粗しょう症になっている人は再発も多いことも分かっています。特にＢＰＰＶの方は、栄養成分のカルシウム、ビタミンＤ、Ｋを十分に摂取して、骨密度を上げるようにすることが大切です。

ほかにも人が食事によって体内に取り入れる成分は、体にさまざまな作用を及ぼします。健康を維持してめまいを緩和するためには、できるだけ多くの種類の食品をバランス良く、適切な分量で食べることが重要です。

めまい患者さんにおすすめの食材一覧表

めまいを予防したり軽減するには、骨粗しょう症と
動脈硬化にならないように、これらの食材を摂るように心がけましょう。

●骨の材料になるカルシウムが多く含まれる食材

小魚、桜えび、乳製品、大根、小松菜、油あげ　など

●カルシウムの吸収率を高めるビタミンDが多く含まれる食材

さば、ぶり、さんま、きくらげ、まいたけ、干ししいたけ　など

●骨を作る働きを助けるビタミンKが多く含まれる食材

納豆、卵、小松菜、ほうれんそう、ブロッコリー、にら　など

●動脈硬化を防ぐ食物繊維を多く含む食材

野菜、きのこ、海藻　など

●動脈硬化につながる活性酸素を抑える食材

ブロッコリー、トマト、にんじん　など

▶その他、体の免疫力を高め、ウイルスの侵入を防ぐ
ビタミンA・C・Eも積極的に摂ることが大切です。

Column 07

薬や漢方薬を体操と併用する方法も

めまいの治療は「めまいリハビリ体操」を中心に行いますが、必要に応じて薬や漢方薬を併用することがあります。めまいの薬は40年以上前に発売されたもので、それ以降は新しい薬が出ていないため、薬の効果は限定的だといえます。

患者さんによっては漢方薬を処方することもあります。たとえば、慢性的なめまいがあり胃腸も弱い場合は「半夏白朮天麻湯（はんげびゃくじゅつてんまとう）」を処方。また、めまいが続くことによる怒りを鎮めて活気を取り戻すために「補中益気湯（ほちゅうえっきとう）」を処方することもあります。漢方薬を希望するときは、現在処方されている薬との相性も考えなければならないので、必ずかかりつけ医に相談しましょう。

◉おわりに

私のめまいリハビリ臨床研究も30年を越えました。

めまいリハビリは今年から、念願だった慢性めまい治療のガイドライン・エビデンスレベル1、推奨度Aになりました。

このめまいリハビリは、めまいの医学会では、正式には前庭リハビリという名称になりますが、私は一般の方向けに分かりやすく伝えるために、めまいリハビリという呼称を用いています。

ぜひ、なかなか治らないめまい患者の皆さまには、この本を手に取って、真摯にめまいリハビリ体操に取り組んでいただき、めまいを克服してください。

心から応援しております。

２０２１年６月

新井 基洋

リハビリ種目	第３日目	
	月　日・1回目	月　日・2回目

リハビリ種目	第４日目	
	月　日・1回目	月　日・2回目

リハビリ種目	第５日目	
	月　日・1回目	月　日・2回目

めまいリハビリ記録表

めまいリハビリ体操を実践して、記録につけてみましょう。
○△×の評価と気づいたポイントを記入していきます。

（コピーしてリハビリ種目を記入しながら活用してください）

リハビリ種目	第1日目	
	月　日・1回目	月　日・2回目

リハビリ種目	第2日目	
	月　日・1回目	月　日・2回目

5日間を1クールとします。原因疾患ごとに種目を絞って実施しても構いません。

【記入評価】

○ 問題なくできる。めまいがしない
△ できるが、多少めまいがあり、クラッとするときがある
× 高頻度にめまい感があり、50歩足踏みで90度以上曲がる

●監修者紹介
新井基洋（あらい・もとひろ）
横浜市立みなと赤十字病院　めまい・平衡神経科部長
日本耳鼻咽喉科学会耳鼻咽喉科専門医
日本めまい平衡医学会専門会員・評議員

●横浜市立みなと赤十字病院
https://www.yokohama.jrc.or.jp/
TEL 045-628-6100（代表）

●プロフィール
1964年埼玉県生まれ。89年北里大学医学部卒業後、国立相模原病院、北里大学耳鼻咽喉科を経て、現在、横浜市立みなと赤十字病院めまい・平衡神経科部長。日本めまい平衡医学会専門会員、代議員。95年に「健常人OKAN(視運動性後眼振＝めまい)」の研究で医学博士取得。96年、米国ニューヨークマウントサイナイ病院において、めまいの研究を行なう。北里方式をもとにオリジナルのメソッドを加えた「めまいのリハビリ」を患者に指導し、高い成果を上げている。

●著書／参考文献
めまいは自宅で治せる／新井基洋著　SBクリエイティブ
自分で治せる！めまい・ふらつき／新井基洋著　洋泉社
寝ているだけでは治らない！ 女性のつらい「めまい」は朝・夜1分の体操でよくなる！／新井基洋著　PHP研究所
Dr. 新井式めまい・ふらつきを自分で治す本／新井基洋著　自由国民社
めまいは寝てては治らない　実践！めまい・ふらつきを治す23のリハビリ〔第6版〕／新井基洋著　中外医学社　　ほか著書多数

編集協力／ミナトメイワ印刷（株）、（株）エスクリエート
執筆協力／松澤ゆかり
デザイン／（株）アイエムプランニング
本文イラスト／高橋なおみ
校閲／大塚直子

薬いらず！ 1回7分でめまい・ふらつきを治す方法

2021年6月15日　初版第1刷発行
2023年7月15日　初版第4刷発行

監修者 新井基洋

発行者 廣瀬和二

発行所 株式会社日東書院本社
〒113-0033
東京都文京区本郷1-33-13 春日町ビル5F
TEL 03-5931-5930（代表）
FAX 03-6386-3087（販売部）
URL http://www.TG-NET.co.jp

印刷・製本　図書印刷株式会社

 ISBN978-4-528-02356-7 C2077